Ulla Beushausen

# Sprechangst

Ein Ratgeber für Betroffene, Therapeuten
und Angehörige pädagogischer Berufe

## Die Autorin

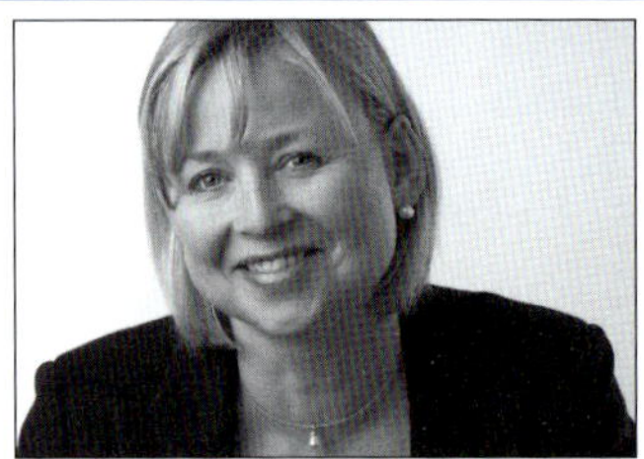


### Ulla Beushausen

Prof. Dr. Ulla Beushausen ist Logopädin und Psycholinguistin. Sie lehrt an der Fachhochschule Hildesheim/Holzminden/Göttingen in den Studiengängen für Logopädie und ist in eigener Praxis tätig. Zum Thema Sprechängste hat sie im Rahmen ihrer Promotion geforscht und zahlreiche Bücher und Artikel dazu geschrieben. Sie bietet unter dem Titel „Sicher reden" Trainings zum Abbau von Sprechängsten an (www.sicher-reden.de).

Ulla Beushausen

# Sprechangst

## Ein Ratgeber für Betroffene, Therapeuten und Angehörige pädagogischer Berufe

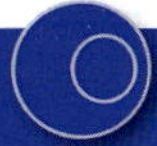

Das Gesundheitsforum

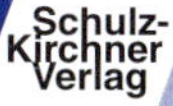

**Bibliografische Information der Deutschen Bibliothek**

Die Deutsche Bibliothek verzeichnet diese Publikation in der Deutschen Nationalbibliografie; detaillierte bibliografische Daten sind im Internet über http://dnb.ddb.de abrufbar.

Die Informationen in diesem Ratgeber sind von der Verfasserin und dem Verlag sorgfältig erwogen und geprüft, dennoch kann eine Garantie nicht übernommen werden. Eine Haftung der Verfasserin bzw. des Verlages und seiner Beauftragten für Personen-, Sach- und Vermögensschäden ist ausgeschlossen.

**Besuchen Sie uns im Internet: www.schulz-kirchner.de**

1. Auflage 2009
ISBN 978-3-8248-0639-3

Mollweg 2, D-65510 Idstein
Vertretungsberechtigter Geschäftsführer: Dr. Ullrich Schulz-Kirchner
Titelfoto: © LVDESIGN – Fotolia.com
Lektorat: Doris Zimmermann
Umschlagentwurf und Layout: Isabelle Möller
Druck und Bindung: wd print + medien GmbH, Elsa-Brandström-Str. 18, 35539 Wetzlar
Printed in Germany

Auch als E-Book (PC-PDF) erhältlich unter der ISBN 978-3-8248-0713-0

# Inhaltsverzeichnis

# Vorwort zur Reihe

Die „Ratgeber für Angehörige, Betroffene und Fachleute" vermitteln kurz und prägnant grundlegende Kenntnisse auf wissenschaftlicher Basis und sie geben Hilfestellungen zu ausgewählten Themen aus den Bereichen Sprachtherapie, Ergotherapie, Physiotherapie und Medizin. Die Autor(inn)en der Reihe sind ausgewiesene Fachleute, die seit vielen Jahren in Therapie, Beratung, Forschung und Lehre tätig sind.

Sprechangst, das Thema des vorliegenden Ratgebers, betrifft fast jeden Sprecher einmal, wenn er vor einer großen Gruppe etwas vortragen soll, vor einem eventuell kritischen Publikum spricht, in Prüfungen sprechen muss etc. Diese in der jeweiligen Situation fast schon normale Aufgeregtheit kann dazu führen, dass die Kommunikation nicht gut gelingt, dass mündliche Leistungen nicht ausreichend gut erbracht werden können oder dass die sprechende Person als inkompetent wahrgenommen wird. Dies geschieht besonders dann, wenn die Sprechängste ein normalerweise akzeptiertes Maß überschreiten und zum Problem in vielen alltäglichen Kommunikationssituationen werden.

Der vorliegende Ratgeber geht den Fragen nach, was Sprechangst überhaupt ist, wann sie normal ist und ab wann sie Probleme bereitet. Die Leser finden vielfältige Hinweise auf mögliche Ursachen und Entwicklungsprozesse sowie auf Möglichkeiten der psychologischen und kommunikationstherapeutischen Behandlung. Auch die Nähe zu anderen Störungsbildern, wie z.B. Stottern und Stimmstörungen, wird angesprochen. Darüber hinaus werden Ratschläge zur Kommunikationserleichterung für sprechängstliche Kinder gegeben und Tipps zur Therapeutensuche. Damit gelingt es dem Ratgeber, diesem Störungsbild an der Grenze von Sprachtherapie und Psychologie mehr öffentliche und therapeutische Aufmerksamkeit zu sichern.

Prof. Dr. Claudia Iven
Herausgeberin

# Einleitung

So ein mulmiges Gefühl in der Magengegend oder einen „Kloß im Hals" kennen wir wohl alle, wenn wir vor der Situation stehen, einer Gruppe von Menschen etwas erzählen zu müssen. Mit einem Auftreten von 41-51% ist Sprechangst – also das Aufgeregtsein in Sprechsituationen – die häufigste Angst in der Bevölkerung. Sprechängste belasten nicht nur private Beziehungen, sie stören auch im Berufsleben und können sogar brillante Karrieren gefährden. Sprechen, d.h. informieren, miteinander reden, sich mitteilen ist ein wesentlicher Vorgang im zwischenmenschlichen Kontakt. Wer Kritik, seine Einstellungen und Gedanken nicht äußert, Gespräche vermeidet, in den alltäglichen Sprechsituationen nicht mithält, wird von seiner Umwelt nicht verstanden, setzt sich nicht durch und wird schließlich falsch beurteilt. In Beruf und Bildung werden die persönlichen Fähigkeiten auch an der sprachlichen Mitteilung gemessen. Eine Rede oder Referate, die trotz guter Vorbereitung nicht den eigenen Fähigkeiten entsprechend präsentiert werden, wirken wenig überzeugend. Wer sich diese Probleme bewusst macht und die innewohnenden Mechanismen begreift, wird ihnen nicht mehr hilflos ausgeliefert sein. Aber wie viel von diesem Gefühl des Aufgeregtseins ist normal? Welche Symptome zeigen sich? Wann macht eine therapeutische Intervention Sinn und wo findet man geeignete Therapeuten? Welche Therapieverfahren stehen uns zur Verfügung, um die Ängstlichkeit vor oder während einer Rede zu vermindern? Was sind hilfreiche Tipps und welche schaden eher? Diesen Fragen soll in diesem Ratgeber nachgegangen werden.

Neben isolierten Sprechängsten treten Sprechängste auch im Rahmen von Kommunikationsstörungen wie Stottern, Poltern oder Stimmstörungen in Erscheinung. Und nicht nur Erwachsene, sondern auch Kinder leiden immer mehr unter Sprech- und sozialen Ängsten. Dieser Ratgeber richtet sich deshalb nicht nur an Betroffene, sondern auch an Eltern, Erzieherinnen und Erzieher sowie Pädagogen. Denn sie alle können einen wichtigen Beitrag dazu leisten, dass Kinder sicherer werden und sich besser sprachlich mitteilen können - ja dass Sprechängste vielleicht gar nicht erst entstehen.

Hildesheim im Mai 2009
Ulla Beushausen

# Sprechangst – Was ist das?

Was ist eigentlich Sprechangst? Was unterscheidet sie von Redeängstlichkeit, Logophobie, Mutismus, Publikumsangst, Lampenfieber oder kommunikativer Befangenheit?
Unterschiedliche Fachbegriffe stehen uns in Wissenschaft und Alltag zur Verfügung. Manch einer sagt von sich auch, er habe Redehemmungen oder sei aufgeregt, wenn er vor anderen sprechen soll. **Sprechangst** bezeichnet eine relativ starke Angst/Unsicherheit in Situationen, die Sprechen oder Reden vor einem Publikum erfordert. Diese Angst kann auch zu Vermeidungsverhalten führen, also zum Verlassen der unangenehmen Situation. Die in dieser Situation empfundene Angst, Beunruhigung oder Unsicherheit ist eine emotionale bzw. psychophysiologische Reaktion auf eine zu vollbringende Redeleistung. [6]
In der Angstforschung unterscheidet man schließlich zwischen einer generellen überdauernden Eigenschaft im Sinne einer erhöhten Angstbereitschaft und dem in einzelnen Situationen variierenden aktuellen Angsterleben eines Sprechers (Zustandsangst). Die generelle Angstbereitschaft in Sprechsituationen wird auch als **habituelle Sprechangst** bezeichnet. Die **situative Sprechangst** kann dagegen von Situation zu Situation unterschiedlich stark empfunden werden.
Sprechangst, als in konkreten Situationen durchaus berechtigte Angst, ist eine Störung des „normalen Sprechers". In der Psychologie wird Sprechangst manchmal auch als leichte Form von **Sozialangst** gewertet. Allen Varianten von sozialer Angst ist gemeinsam, dass Beklemmungen in Gegenwart anderer Personen bestehen. [3]

**Sozialangst**

Das Gemeinsame der Varianten von Sozialangst sind Beklemmungen in Gegenwart anderer Personen durch die Erfahrung, ein soziales Objekt zu sein. Die soziale Phobie ist die dauerhafte Angst vor sozialen Begegnungen mit anderen Menschen und vor allem vor dem Bewertetwerden durch andere. Menschen mit sozialer Phobie meiden gesellschaftliche Zusammenkünfte, da sie fürchten, Erwartungen anderer nicht zu erfüllen und auf Ablehnung zu stoßen. Sie fürchten, dass ihnen ihre Nervosität oder Angst angesehen werden könnte, was ihre Angst oftmals noch weiter verstärkt. Begleitet wird die Angst oft durch körperliche Symptome wie Erröten (Erythrophobie), Zittern, Herzrasen, Schwitzen oder Atemnot. Um all das zu vermeiden, gehen Menschen mit sozialen Ängsten Situationen, in denen sie der Bewertung durch andere ausgesetzt sind, oft von vornherein aus dem Weg, was ein berufliches und privates Weiterkommen sehr erschweren und mitunter zu vollkommener Isolation führen kann. Man unterscheidet vier Formen sozialer Ängste:

- Leistungsangst
- Kontaktangst
- Behauptungsangst
- Beobachtungsangst

Sprechangst wird dabei als *diskrete* Form von Sozialangst gewertet, bei der die Besonderheiten des Publikums, die Sprecherpersönlichkeit oder nonverbale kommunikative Aspekte von Interesse sind. [5: 289]

Die extreme Ausprägung von Sprechangst, d.h. ihre „krankhafte" Form, wird als **Logophobie**, also als pathologisch übersteigerte, situationsunangemessene Angst, bezeichnet und ist gekennzeichnet durch das konsequente Vermeiden von Situationen, die öffentliches Sprechen erfordern. Die Übergänge zwischen „ein bisschen aufgeregt sein" und einer Logophobie sind jedoch fließend und machen deshalb eine Abgrenzung schwierig. Logophobie kann als eigenständiges Störungsbild auftreten oder aber als Komponente bei verschiedenen Sprach-, Sprech-, Redefluss- und Stimmstörungen enthalten sein, insbesondere bei Stottern und Stimmstörungen, aber auch bei Mutismus. Das Gegenteil der Logophobie ist die Logorrhö, ein aktives Vermeidungsverhalten in Form von angstmotiviertem Reden.
**Mutismus** meint den Zustand des Stummseins, ein Verhalten des Schweigens oder Nichtsprechens, das allerdings über einen größeren Zeitraum (von einigen Tagen bis zu mehreren Jahren) anhalten kann und nicht freiwillig erfolgt. Trotz intakter Sprech- und Hörorgane werden keinerlei verbale Äußerungsformen – auch kein Flüstern oder andere modifizierte Formen des Sprechens – verwendet. Man unterscheidet die totale Form des Mutismus, die situations- und personenunabhängig ist und üblicherweise lange andauert, von der partiellen Form, die zeitlich begrenzt ist oder nur in bestimmten Situationen bzw. gegenüber bestimmten Personen auftritt, dem sogenannten elektiven Mutismus. Als Ursache für Mutismus wird häufig zur Erklärung ein Angstkonzept eingesetzt, sodass auch Sprechängste als eine Ursache für Mutismus in Betracht gezogen werden sollten.
Die Begriffe Lampenfieber oder Publikumsangst beziehen sich auf Bühnensituationen, z.B. bei Musikern oder Schauspielern. [6]

!

**Sprechangst** als *Zustand* bezeichnet die Angst, die in einer spezifischen Redesituation empfunden wird (situative Sprechangst). Sprechangst als individuelle *Eigenschaft* eines Sprechers beschreibt dagegen situationsübergreifende Sprechängste (habituelle Sprechangst). Ausgeprägte Sprechangst ist häufig mit einem starken Vermeidungs- oder Fluchtverhalten assoziiert, sie wird dann als *Logophobie* bezeichnet und als klinisch relevante Störung den Sozialphobien (ICD 10: F10.1) zugeordnet.

## Sprechangst als Situationsangst

▶ *„Ich habe einen Horror vor Referaten; davor, im Seminar meine Meinung zu sagen, also vor mir unbekannten Menschen zu sprechen. Ich merke jedes Mal, wie mein Blutdruck steigt, die Hände zittrig werden und ich total Angst kriege, dass meine Stimme versagt und ich vor lauter Hemmung nicht mehr geordnet denken kann". Paul K., Student*

Betroffene beschreiben ihre Angst meistens als abhängig von bestimmten **Situationen**, in denen sie erfahrungsgemäß immer wieder auftritt. Man könnte daher auch von einer „Sprechsituationsangst" reden. Sprechsituationen, die zu Sprechängsten führen, lassen sich folgendermaßen einteilen:

- Sprechen vor Gruppen (z.B. Referate, Präsentationen, Reden halten)
- Gespräche mit Autoritätspersonen
- Gespräche mit bekannten oder mit unbekannten Personen
- Soziale Situationen (sich verbal durchsetzen, Forderungen stellen und ablehnen, Kritik äußern, Gefühle äußern, Small Talk etc.)
- Diskussionsbeiträge in Gruppen (Fachgruppen, Teams, Seminare usw.)

## Analyse von Sprechangst

Es existiert eine Vielzahl standardisierter Fragebögen zur Erfassung der subjektiven situativen und habituellen Sprechangst vor, während und nach einer Sprechsituation und zur Erfassung der Sprechangstsymptome auf kognitiver, affektiver und behavioraler Ebene. Hinzu kommen ergänzend Inventare, die verschiedene Bewältigungsstile – wie kognitive Vermeidung oder die Besorgtheit in einer Sprechsituation sowie die Generalisierung über verschiedene Sprechsituationen – erfassen und so eine Schweregradbestimmung ermöglichen. Sprechangst zeigt sich, wie Angst generell, auf drei Reaktionsebenen: der **gedanklich-emotionalen**, der **körperlichen** und der des **Verhaltens**. Dementsprechend kann sie auch auf diesen Ebenen erfasst werden:

- Fragebögen zur habituellen und situativen Sprechangst, verschiedene Situations- und Bewältigungsratings
- Messung zentralnervöser Parameter (z.B.: Frequenz-Amplituden-EEG) und physiologischer Reaktionen (Herzfrequenz, elektrodermale Aktivität, respiratorische und elektromyografische Kennwerte) und der
- Verhaltensbeobachtung (Beobachterratings sichtbarer und hörbarer Sprechangstsymptome)

Generell gilt, je häufiger Sprechsituationen vermieden werden, je unangemessener die eigene Angst erscheint, je stärker der Leidensdruck unter der Angst ist, desto ausgeprägter ist die Sprechangst.
Entscheidend sind also der individuelle Leidensdruck und die kommunikative Beeinträchtigung im Alltag, die ein sprechängstlicher Mensch erfährt. *Die* Sprechangst gibt es deshalb nicht. Jeder hat seine ganz individuelle Art und Weise, sprechängstlich zu sein, und die Angst entsteht in ganz bestimmten, für ihn typischen Situationen. Deshalb ist eine individuelle Analyse des eigenen Angstempfindens hilfreich (siehe Test S. 30). [6]

## Häufigkeit von Sprechängsten

Wer Sprechängste am eigenen Leibe erfährt, meint meist, dies wäre ein seltenes Phänomen. Hierzu einige Zahlen: In einer Untersuchung an einer deutschen Universität beantworteten 45% der Studenten die Frage: „Würden Sie von sich sagen, dass Sie unter Sprechangst leiden?" mit „Ja". Von 250 in Amerika am Telefon befragten Frauen und Männern sagten 22%, dass sie aus Angst vor Kritik das Sprechen vor Gruppen meiden, und 40,6% fürchten sich davor, vor einer Gruppe zu reden. In einer eigenen Untersuchung der Autorin bezeichneten sich mehr als 60% der schriftlich Befragten als mittel- bis hochgradig sprechängstlich. Sprechangst ist also die häufigste Angst überhaupt, sie betrifft alle Bevölkerungsschichten und Berufsgruppen, Kinder und Erwachsene gleichermaßen. [2; 20; 21]

## Symptome

Sprechangst – wie Angst allgemein – zeigt sich auf verschiedenen Verhaltensebenen: der **physiologisch-körperlichen**, der **kognitiv-emotionalen** und der **motorisch-behavioralen** Ebene (siehe Abb. 1).

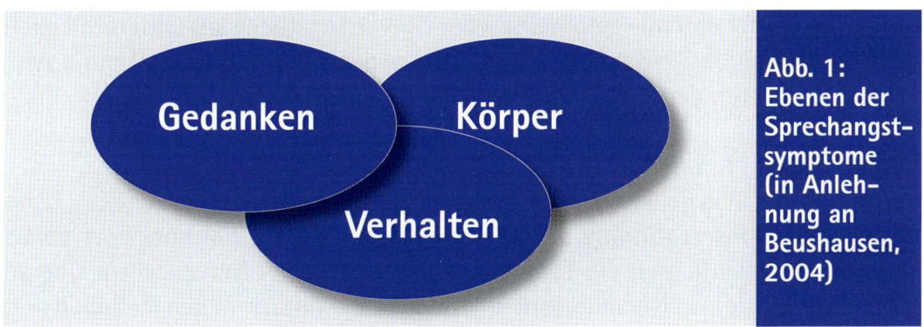


**Abb. 1: Ebenen der Sprechangstsymptome (in Anlehnung an Beushausen, 2004)**

**Physiologische Symptome**

Bei psychophysiologischer Aktivierung unter Angst/Sprechangst reagiert der Organismus ergotrop (leistungssteigernd), das heißt, es findet eine starke Innervierung durch das sympathische System des vegetativen Nervensystems statt, die zu den unten genannten Symptomen der Herz- und Blutgefäße sowie der inneren Organe, Drüsen und Muskeln führt. Unter dieser Reaktion wird vermehrt Noradrenalin an den Synapsen der peripheren Nervenendungen freigesetzt sowie die Ausschüttung von Noradrenalin und Adrenalin im Nebennierenmark gesteigert. Diese Hormone sollen den Körper schlagartig für Höchstleistungen, für einen plötzlichen Angriff oder eine Flucht vorbereiten. Sie erhöhen den Blutdruck und mobilisieren die Fett- und Zuckerreserven. So aktiviert befindet sich der Körper in einem Zustand höchster Reaktions- und Leistungsbereitschaft (zum Beispiel zur Flucht). Dies stellte in grauer Vorzeit einen sinnvollen Mechanismus dar, lebensbedrohlichen Situationen, z.B. beim Angriff wilder Tiere, zu entgehen. In einer Sprechsituation wird nun aus der früheren Lebensbedrohung (z.B. durch den plötzlich auftauchenden Bär) eine soziale Bedrohung. Da wir in sozialen Umgebungen häufig weder weglaufen noch um uns schlagen können, ist Angst dort hinderlich, es kommt zum Stau – zur Überkonzentration - der Botenstoffe, die nicht schnell genug abgebaut werden können. Die typischen Folgen für den Körper sind dann:

- erhöhter Blutdruck
- Pulsbeschleunigung
- Schwitzen, Erröten
- veränderte Atemfrequenz (Atemraum: Schulter- und Brustbereich)
- erhöhte Spannung der Körpermuskulatur (besonders auch der Kehlkopf- und Gesichtsmuskulatur)

Dabei wird die Verdauung zunächst angekurbelt, dann aber heruntergeschraubt, sodass alle Energie in den Abbau der Stresshormone gesteckt werden kann. Der Organismus vollbringt dabei Höchstleistungen, die auch als körperliche Erschöpfung, z.B. nach einer Rede, spürbar sind.

Die einzelnen Symptome empfindet jeder Sprechängstliche als unterschiedlich störend. Das kann z.B. bei einem Sprecher besonders die veränderte Atmung sein, bei einem anderen der Anstieg des Herzschlags oder die höhere Stimme.

**Kognitive Symptome**

Die physiologischen Reaktionen allein machen die Angst aber noch nicht aus. Denn tief im Inneren unseres Gehirns bewirken die erzeugten Stresshormone noch etwas anderes: Sie beeinflussen die Schaltstellen zwischen den Nervenzellen. Überall dort, wo die einzelnen Nervenfasern miteinander in Kontakt stehen, befinden sich

knopfartige Schaltstellen, die Synapsen. Diese Umschaltstellen zwischen den Nerven leiten nervöse Reize von einem Neuron auf ein anderes weiter. Die Synapsen regeln den Informationsfluss im Gehirn. Nur mit ihrer Hilfe ist ein geordnetes Denken und Erkennen möglich. Stresshormone verhindern, dass die an den Synapsen ankommenden Impulse weitergeleitet werden. Das hat seinen biologischen Sinn in der Selbsterhaltung des Menschen. Jedes „Nachdenken" hätte in der Urzeit den rettenden Sprung vor dem Feind oder dem gefährlichen Tier verzögert. Die Natur konnte schließlich nicht ahnen, dass unsere moderne Gesellschaft einmal Stress- und Alarmreaktionen ausgerechnet mit dem Lernen und Denken verknüpft, also mit einem Vorgang, bei dem solche Vorgänge am allerwenigsten zu suchen haben. Sobald der Gehalt an Stresshormonen im Gehirn ansteigt und viele Impulse an den Synapsen nicht weitergeleitet werden, ist der Moment gekommen, wo uns auf Biegen und Brechen etwas nicht einfällt: in einer Prüfung, im Unterricht oder im Seminar. Die gelernte Information kann nicht an ihren Bestimmungsort gelangen und wir haben es mit Denkblockaden, Sinnesstörungen oder Gedächtnislücken zu tun. So kann beim plötzlichen Aufrufen im Unterricht auch das Denken der Schüler blockiert werden. In einer angstvollen Spannung kann ein Kind schon rein biologisch schlechter lernen als in einer zugewandten, emotional angenehmen Lernumwelt. Unter Sprechangst kommt es also zu veränderten Gedächtnis- und Wahrnehmungsfunktionen.
Aber auch die körperlichen Symptome werden erst durch die sie begleitenden **Gedanken** und **Interpretationen** zu Angstsymptomen. Erst durch diese innere Bewertung wird ein erhöhter Puls zum Zeichen vorangegangenen Treppensteigens oder zum Anzeichen von Angst vor der bevorstehenden Rede. Wie sehen diese ständigen inneren Begleiter, auch Kognitionen genannt, nun im Einzelnen aus?
Befürchtungen in Bezug auf die eigene Leistung und die Bewertung durch das Publikum sind zentrale Sprechangstsymptome auf kognitiver Ebene. Folgender häufig auftretender gedanklicher Prozess der Einschätzung läuft dabei in den Gedanken eines Sprechers ab [18]:

- Die Situation wird vom Sprecher als schwierig, herausfordernd und bedrohlich bewertet.
- Die Möglichkeiten zur erfolgreichen Situationsbewältigung werden als ineffektiv oder inadäquat eingeschätzt.
- Der Sprecher beschäftigt sich gedanklich mit den unerwünschten Konsequenzen der eigenen Unzulänglichkeit.
- Abwertende Vorurteile beeinflussen oder hemmen die aufgabenbezogene kognitive Aktivität.
- Der Sprecher nimmt sein eigenes Versagen und den Verlust seines Ansehens im Geiste vorweg (Antizipation).

Diese inneren Bewertungen und Befürchtungen können vor, während und nach einer Sprechsituation auftreten. Besonders die Gedanken und Annahmen im Vorfeld einer Rede (sogenannte Antizipationen) haben Folgen für das Gefühl der Sprechsicherheit. Eine typische Vorwegnahme sind z.B. die Gedanken: „Bestimmt bleibe ich stecken" oder „Das Publikum wird mich kritisieren". Hört man einer sprechängstlichen Person bei der Schilderung ihrer Erfahrungen zu, wird man feststellen, dass die Überlegungen in drei Richtungen verlaufen. Die Gedanken betreffen das, was man selbst tut, das, was die anderen denken mögen, und das, was die anderen tun könnten. Häufig nehmen die Gedanken die Form eines Befehles, d.h. von „Muss"- oder „Darf-nicht"-Vorschriften, an.

**Behaviorale Symptome**

Unangenehme Körpergefühle und negative Gedanken und Selbstgespräche wirken sich schließlich auf das tatsächliche **Verhalten** eines Redners aus. Das Sprechverhalten verändert sich, sodass bei Sprechern in einer Redesituation folgende äußeren Symptome von Angst beobachtet werden können:

**Stimme:**

- Sprechstimmlage: zu hoch
- Dynamik: zu leise
- Melodie: monoton, ausdruckslos, nicht sinngemäß
- Phonation: zittrig, gepresst

**Flüssigkeit:**

- Wortfindung: verzögert, Sprechblockaden
- Sprechunflüssigkeiten (Versprecher, Stammeln, Stocken)
- Pausen: unpassend
- Sprechtempo: schnell

**Atmung:**

- gesteigerte Atemfrequenz, Luftschnappen
- kosto-klavikularer Atemraum

**Mund und Kehle:**

- häufiges Räuspern, häufiges Schlucken

**Gesichtsausdruck:**

- kein Blickkontakt, Augenrollen, gespannte Gesichtsmuskulatur
- Grimassieren, Zuckungen, starrer Gesichtsausdruck

**Arme und Hände:**

- angespannt und rigide, zappeln, bewegungslos, steif, zittern

**Körperbewegung:**

- Füße scharren, schwanken, zittern
- Von einem Fuß auf den anderen treten

Das Publikum selbst bewertet schließlich Sprecher, die mit nur geringer Lautstärke, einer monotonen Stimmführung und unflüssiger Sprache (viele Versprecher, Fülllaute wie „äh", „Hängenbleiben") sprechen, als unsicher oder sprechängstlich. Dies gilt auch für fehlenden Blickkontakt, eine wenig ausgeprägte Gestik und eine verkrampfte Körperhaltung. Betrachtet man den Inhalt dessen, was geäußert wird, so machen Sprechängstliche häufiger negative Selbstaussagen, reden kaum über Persönliches, stellen weniger direkte, aber häufiger rhetorische Fragen und wiederholen sich öfter als Nichtsprechängstliche. [16]

Sprechangst kann letztlich zwei Verhaltenstendenzen hervorrufen: die **Neigung zur Beschleunigung** und fieberhaften Betriebsamkeit oder die **Neigung zum Erstarren** und zur Verlangsamung. Beschleunigte Sprechängstliche steigern ihren Wortausstoß in spektakulärer Weise und setzen hektisch Gestik ein. Der erstarrte Sprechängstliche zieht sich immer mehr zurück, Überlegen, Reden, Handeln erfordern plötzlich riesengroße Anstrengungen. Fieberhaften Eifer und Erstarrung begründen Stressforscher wie folgt: In einer stresserzeugenden Situation versuchen Menschen entweder um jeden Preis die Kontrolle zu behalten und sprechen deshalb schneller oder sie resignieren und lassen die Dinge über sich ergehen.

Die Unterscheidung in die drei Symptomebenen: Körper - Gedanken - Verhalten (Abb. 1) ist hilfreich, da durch diese Einteilung das ansonsten komplexe und diffuse Angstgeschehen besser durchdrungen werden kann. Jeder kann so herausfinden, auf welcher Symptomebene er besonders leidet. Gezielte Bewältigungsstrategien können dann für diese Komponente ausprobiert und trainiert werden. Beispielsweise können die sprecherischen Fertigkeiten gezielt gesteigert werden, wenn dort Defizite vorhanden sind. Generell führt die Auseinandersetzung mit Symptomen in einem Bereich immer auch zu Veränderungen auf den anderen Ebenen. [1]

# Ursachen

Manche Menschen fürchten den Zahnarzt, andere nicht. Wer zumeist mit dem erleichterten Seufzer „Er hat gar nicht gebohrt!" vom Behandlungsstuhl klettert, wird ohne Angst seinen nächsten Termin vereinbaren. Wer aber schlechte Zähne hat, und darum immer wieder eher unangenehme Erfahrungen beim Zahnarzt-Besuch macht, lernt, die nächste Behandlung zu fürchten. WissenschaftlerInnen haben herausgefunden, dass Angst eines der wenigen Gefühle ist, das in allen Kulturen vorkommt. Die Fähigkeit, Angst zu empfinden, ist angeboren und begleitet uns ein Leben lang. Doch hat die Angst viele Gesichter und hängt mit der Lern- und Lebensgeschichte sowie mit den Lebensumständen eines jeden Menschen zusammen.

Während uns im eigentlichen Sinn „gesunde" Furcht vor Gefahren schützen und unser Leben retten soll (Furcht vor realer Bedrohung), kann die übersteigerte Angst uns in soziale Isolation führen, uns Lebensqualität rauben und sich bis zur Unfähigkeit der Alltagsbewältigung steigern, wenn nicht rechtzeitig Hilfe erfolgt. Das Wort Angst kommt aus dem Lateinischen „angustia", was Enge bedeutet. Dieser etymologische Ursprung verdeutlicht den bekannten Zusammenhang, dass sich das seelische Erleben von Angst auf den Körper auswirkt und sich in der Vielfalt der erlebten körperlichen Symptome widerspiegelt.

Viele Betroffene fragen sich verzweifelt, wo ihre Ängste herkommen. Die psychologische Forschung liefert verschiedene Erklärungen für Sprechangst. Biologische Faktoren können dabei eine Rolle spielen. Vertreter dieser Richtung gehen davon aus, dass Sprechangst deshalb entsteht, weil eine Person z.B. von Geburt an generell ängstlicher oder schüchterner ist als andere Menschen. Sprechangst ist ein erlerntes Verhaltensmuster, glauben dagegen einige Verhaltensforscher, die das Lernen in der Umwelt untersuchen. Sie betonen den Einfluss sprachlicher Modelle und sprechen von Defiziten in der kindlichen Entwicklung sprecherischer Fähigkeiten. Auch innerpsychische Konflikte können zur Entstehung von Ängsten beitragen. Psychoanalytisch motivierte Modelle favorisieren eine solche Erklärungsweise. Sprechängste werden dabei als Hemmung des Bedürfnisses nach Selbstdarstellung gesehen. Und schließlich wirkt auch unser soziales Umfeld auf uns ein, sodass Sprechängste von Soziologen als Folge der Gesellschaft, in der wir leben, interpretiert werden. Auch werden prägende Ereignisse im Laufe eines Lebens, die eventuell traumatisierend wirkten, als Auslöser für Sprechangst angesehen.

Die individuelle Biografie einer Person, eventuell ererbte Neigungen und soziologische Prägungen können im Einzelfall unterschiedlich stark wirken und zu ganz verschiedenen Ausprägungen der Angst führen.

## Angeborenes Verhalten

Es ist nicht auszuschließen, dass es eine Veranlagung zur Unsicherheit gibt und dass in Einzelfällen der Erwerb sprecherischer Fähigkeiten eines Kindes unvollständig und verzögert abläuft, obwohl die Umgebung des Kindes alle Anforderungen sprachlicher Anregung und Unterstützung bietet. Ein Nicht-Beherrschen kommunikativer Regeln führt dann zu sprechängstlichem Verhalten, das sich in immer mehr Situationen zeigen kann. Einige Forscher vertreten die These, dass ungefähr 15 - 20% aller Kinder mit einer neurochemischen Ausstattung auf die Welt kommen, die sie besonders anfällig für gehemmtes Verhalten macht. Diese Kinder zeigen eine Fehlfunktion des Gehirns, die sie in Stresssituationen besonders sensibel reagieren lässt, sodass sie sich in ungewohnten Situationen am liebsten abwenden, statt neugierigen Forscherdrang zu entwickeln. Andere Wissenschaftler beobachteten familiäre Abstammungslinien von Sozialangst und vermuten deshalb die Existenz eines Gens für ängstliches Verhalten. Studien mit Zwillingen bestätigen dies auch. Allerdings liegen die Werte für einen genetischen Faktor immer unter 50%, sodass für erlernte Umweltfaktoren viel Spielraum übrig bleibt. [9]
Wieder andere Forscher gehen davon aus, dass Ängste – da sie für die Erhaltung der menschlichen Gattung elementar wichtig waren - ein Überbleibsel unserer Vorzeit darstellen. Im Alter von etwa acht Monaten zeigen z.B. Kleinkinder eine ganz normale Phase verstärkter Angstreaktionen, wenn sie von ihrer Mutter getrennt werden: Sie „fremdeln". Ob besonders heftige Reaktionen in dieser Phase auf die Entwicklung späterer Sozialängste hindeuten, ist noch ungeklärt. Es scheint in der kindlichen Entwicklung vorübergehende Phasen des Rückzugs und des Sich-nicht-Trauens zu geben. Das Etikett „der/die ist schüchtern" wird leider viel zu häufig leichtfertig und schnell vergeben, wie folgendes Beispiel zeigt:

▶ *Es klingelt, der vierjährige Kai rennt vor seiner Mutter zur Tür. Als diese öffnet, steht die Nachbarin draußen. Kai versteckt sich hinter den Beinen seiner Mutter und lugt dahinter hervor. Die Nachbarin sagt: „Hallo Kai, na, sag´ mal schön Guten Tag, ... na, bist du etwa schüchtern?"*

Was Kai dadurch lernt, ist, dass ihm eine Charaktereigenschaft zugeschrieben wird: nämlich Schüchternheit. Passiert dies häufiger, könnte er diese in sein sich gerade erst entwickelndes Selbstbild integrieren, obwohl sein Verhalten vielleicht nur vorübergehend sein könnte.

## Erworbenes Verhalten

▶ *Anna ist vier und redet für ihr Alter schon sehr gut. Manche schwierigen Verbformen kann sie noch nicht richtig bilden, aber das ist mit vier Jahren völlig normal. Ihre ältere Schwester Lena sieht das anders und macht sie deshalb auf jeden Fehler aufmerksam: „Mama, sie hat schon wieder ‚gegingt' gesagt, statt ‚gegangen'!" Lena spricht ihrer Schwester dann den ganzen Satz noch einmal sehr deutlich vor. Anna reagiert immer ungehaltener auf diese Korrekturen. Sie sagt zu Lena: „Dann erzähle ich dir eben gar nichts mehr".*

Jedes Kind versucht mit seiner Umwelt sprachlich in Kontakt zu treten. Sind diese Versuche erwünscht und werden sie verstärkt, entwickelt sich Selbstvertrauen in die eigenen sprachlichen Fähigkeiten. Unterstützt die Umwelt das Kind jedoch nicht in seinen Anstrengungen, reagiert sie gar mit Missbilligung, Kritik oder Strafe, wird das Kind in Zukunft ähnliche Situationen vermeiden, und Sprechängste können sich entwickeln. Solche Erfahrungen der frühen Kindheit werden schließlich als „innerer Zeigefinger" verinnerlicht, später bei der Selbsteinschätzung von Verhalten herangezogen und führen zu Gedanken des Selbstzweifels, der eigenen Unzulänglichkeit und Selbstbeschuldigungen. Die meisten Sprechängstlichen sind Perfektionisten. Sie haben einen hohen Anspruch an sich und ihre Leistungen, können Fehler nur schlecht ertragen und beobachten sich selbst sehr genau. [7] Untersuchungen zeigen, dass Sprechängstliche dazu neigen, ihre Fähigkeiten und ihre Leistungen zu unterschätzen und sich negativer zu bewerten, als dies das Publikum tut. Sie beurteilen sich selbst also kritischer, legen sich die innere Messlatte extrem hoch. Andererseits sind sie aber anderen gegenüber toleranter, hier erscheinen ihnen Fehler weniger schlimm als bei sich selbst. Sprechängstliche messen also mit zweierlei Maß.

▶ *Janis Vater arbeitet im Außendienst. Manchmal begleitet er seinen Vater zu einem Verkaufsgespräch. Ihm fällt auf, dass sein Vater dann ganz verändert ist: Er spricht viel schneller und wirkt ganz fahrig. Janis sind diese Situationen unangenehm. Auch sein Vater scheint sich dabei nicht wohlzufühlen.*

Im Laufe ihrer Entwicklung ahmen Kinder auch das Kommunikations- und Sprachverhalten ihrer Umgebung nach. Dazu gehören nicht nur der Wortschatz, die Grammatik, der Stimmgebrauch und die Sprachlaute, sondern auch der sprachliche Umgang mit anderen Menschen, z.B. wie man etwas fordert, ein Gespräch beginnt und beendet oder eine Bitte ablehnt. Wächst ein Kind nun sozial isoliert auf oder sind die Menschen seiner näheren Umgebung selbst unsicher und sprachlich nicht gewandt, wird es auch nur ein mangelhaftes Modell kommunikativer Fähigkeiten entwickeln. [2]

Und schließlich: Wer unter Sprechängsten leidet, vermeidet häufig unangenehme Situationen. Durch mangelndes Training und fehlende Erfahrung kommt es dann auch zu unzulänglichen sprecherischen Fähigkeiten. Einmal beherrschte kommunikative Fertigkeiten sind nach einer Weile nicht mehr abrufbar und das persönliche Repertoire kann nicht durch neu erlerntes Können erweitert werden. Aber nicht nur das Elternhaus, auch die weitere soziale Umgebung prägt das Sprechverhalten. Erfahrungen mit mündlichen Äußerungen im Kindergarten und in der Schule kommen hinzu. Viele Sprechängstliche berichten, wie ihre Sprechangst durch das Schulsystem mit seiner Benotung mündlicher Leistungen verstärkt wurde.

▶ *„Als Kind galt ich in der Öffentlichkeit als ruhig und schüchtern. Ich fürchtete mich, ständig im Mittelpunkt zu stehen. Sehr oft hatte ich kalte, nasse Hände. Später, in der Schule, litt ich sehr stark unter Konzentrationsstörungen. Oft konnte ich dem Lehrer im Unterricht kaum folgen. Ich hatte ständig Angst. Besonders schlimm war es, wenn ich etwas vor der Klasse vorlesen sollte. Sobald mein Name fiel, zuckte ich innerlich zusammen, meine Kehle war plötzlich wie zugeschnürt und ich fing an zu stottern." Schülerin, 14 Jahre*

Auch soziale Rollenbilder der Geschlechter wirken nach wie vor auf uns ein und prägen unser Selbstbild. So wird Sprechangst in unserer Gesellschaft bei Frauen (und von Frauen) häufig eher akzeptiert als bei Männern (und von Männern). Zu vielen beruflichen Rollen gehört die Fähigkeit, sicher zu sprechen und gut zu kommunizieren, einfach dazu, und es fällt schwer, diesen vermeintlichen „Makel" vor sich und anderen einzugestehen, auch wenn andere vermutlich nicht darunter zu leiden scheinen.

Aber nicht allein der Einfluss der Eltern und der sozialen Umgebung in Kindergarten und Schule spielt eine Rolle. Auch bestimmte Ereignisse können die Entstehung von Sprechängsten begünstigen. Sie wirken dann wie ein Trauma, in dessen Folge sich eine Reihe von ängstlichen Verhaltensweisen breitmacht. Das kann eine misslungene Präsentation sein oder eine Erfahrung aus der Kindheit, die mit einer Blamage einherging. Manchmal reicht es schon, jemand anderen in solch einer Situation zu beobachten und die „fremde" Sprechangst innerlich nachzuempfinden.

▶ *„Ich saß im Auditorium auf einer Fachtagung für Elektrotechniker und beobachtete aus nächster Nähe, wie eine Rednerin ganz offensichtlich derart unter Sprechängsten litt, dass sie ihren Vortrag abbrechen musste. Ich konnte die Angst und das Gefühl der Scham am eigenen Leib spüren. Dies schien mir der* *schlimmstmögliche Fall, der mir eventuell auch selbst passieren könnte. Ich kann seitdem für mich selbst das Risiko nicht mehr eingehen, einen Vortrag anzumelden." Ingenieur, Wissenschaftlicher Mitarbeiter*

## Angstkreislauf

Viele Sprechängstliche leiden unter der Angst vor der Sprechangst. Vor ihrem inneren Auge stellen sie sich immer wieder früher erlebte stresshafte Sprechsituationen vor und können häufig sogar die damals erlebten Angstsymptome wieder spüren. Sie befürchten, dass es beim nächsten Mal auch wieder so sein könnte wie damals: Angst vor der Angst entsteht.
Unkontrollierter Stress löst häufig Angst aus, wobei es in der Folge dann zum zunehmenden Realitätsverlust kommen kann, denn eine Sprechsituation ist ja nicht wirklich gefährlich, der Sprecher empfindet sie aber für sich selbst als bedrohlich. Ein Beispiel: Ein Redner steht am Pult, als plötzlich seine Power-Point-Präsentation abstürzt und der Rechner auch nicht mehr zu mobilisieren ist. Der Sprecher empfindet Angst. Im Mandelkern (Gefühlsgedächtnis) wird nun gespeichert, dass es beim letzten Mal einen technischen Defekt gab, in dessen Folge Angst entstand. Bei der nächsten Rede hat er bereits von Beginn an ein komisches Gefühl, denkt, es könnte wieder einen Defekt geben und reagiert mit Panik darauf. Man nennt diesen sich selbst verstärkenden Mechanismus „die Angst vor der Angst" oder auch **„Teufelskreis der Sprechangst"** (Abb. 2).
Um nicht ein Leben lang mit diesem Gefühl vor anderen sprechen zu müssen, sollte der Redner, statt das Pult zu meiden, sich in kleinen Dosen immer wieder in diese Situation begeben, um für sich selbst festzustellen, dass die Angst mit der Zeit abnimmt und es nicht jedes Mal zu technischen Defekten kommen muss. Angst hängt also immer mit der eigenen Bewertung zusammen. Jeder Mensch bewertet seine Sprechsituationen anders. Gelingt Mensch A ein Referat nicht so gut, so sagt er sich vielleicht: „Gut, dann muss ich es eben erneut versuchen, mich noch besser vorbereiten", Mensch B fühlt dagegen Scham, er hat Schuldgefühle, hat das Gefühl, vor einem inneren Richter zu stehen, der sein Misslingen mit den Worten verurteilt, es sei eine Schande, ein schlechtes Referat gehalten zu haben. Abbildung 2 beschreibt mögliche innere Bewertungen und Gedanken eines Sprechers, der eine Rede vor Publikum halten soll. Dieser Bewertungskreislauf wird immer und immer wieder durchlaufen („Teufelskreis") und damit verstärkt sich nach und nach die empfundene Sprechangst.

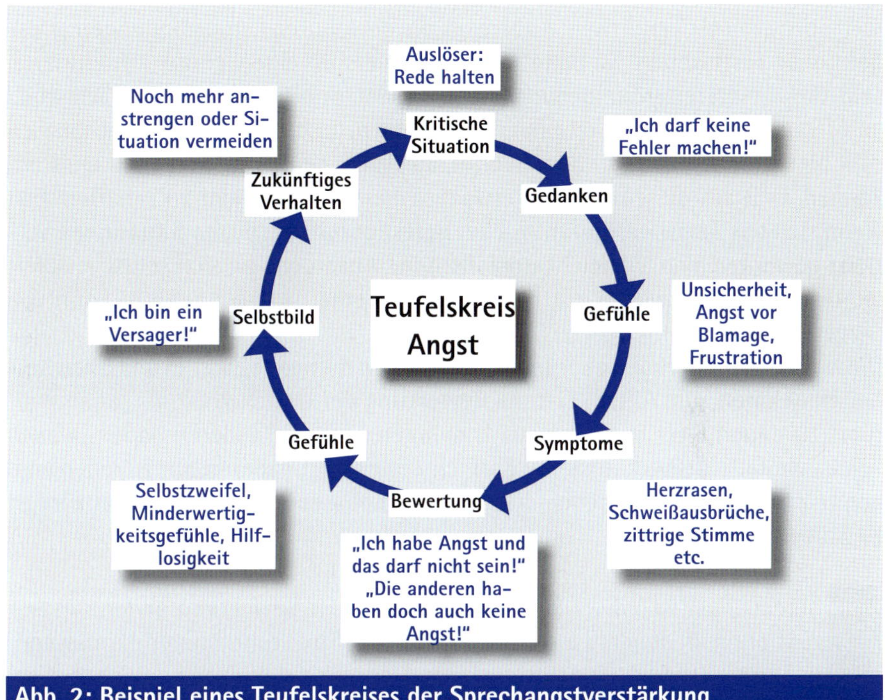


**Abb. 2: Beispiel eines Teufelskreises der Sprechangstverstärkung (in Anlehnung an Beushausen, 2004)**

## Innere Bewertungsprozesse

Wie kommt es, dass wir nun in einer Situation Angst empfinden, in einer ähnlichen aber keine? Da die Ursachen von Sprechangst noch nicht eindeutig geklärt sind, ist es sinnvoll, sich zu fragen, welche Faktoren heute zur Auslösung von Angst führen. Was erhält die Angst hier und jetzt aufrecht? Diese Frage ist von elementarem Interesse, wenn Sprechängste abgebaut werden sollen.
Sprechängste entstehen oder treten verstärkt auf, wenn **Veränderungsprozesse** im Leben auftreten. Immer dann sind Menschen gefordert, ihr Selbstbild neu zu überprüfen und das eigene Können mit den Anforderungen der neuen Situation abzugleichen. Bei der Einschulung, beim Übertritt ins Gymnasium, beim Absolvieren einer Ausbildung oder dem Beginn eines Studiums und später beim Einstieg in den neuen Job oder beim Aufstieg innerhalb der Firma, beim Wechsel in ein neues Tätigkeitsgebiet, immer läuft ein Bewertungsprozess im Inneren ab. Das eigene Können wird mit den Anforderungen der neuen Institution, des neuen

Aufgabengebietes verglichen. Andere als die gewohnten Lernbedingungen erfordern neue Fertigkeiten. So bietet z.B. die Universität eine weniger strukturierte, selbstbestimmtere Lernumgebung als die reglementiertere Schule. Das Selbstbild eines Studierenden muss sich dann neu formieren. In solchen Orientierungsphasen sind Menschen anfällig für den **Zweifel**, ob sie die neue Situation auch meistern können. Und aus diesem Zweifel erwächst die Angst, es nicht zu schaffen. Erst wenn sich das Selbstwertgefühl wieder gefestigt hat, die neuen Situationen vertraut geworden sind, vielleicht unrealistische Ansprüche an sich selbst revidiert worden sind, kann wieder ein Gefühl der Sicherheit – eben auch in Form von Sprechsicherheit – entstehen.

Diese Phasen der Neuorientierung und daraus entstehende Zweifel und Unsicherheiten gehören zum Alltag. Erst die **Bewertung** der Unsicherheit als „unnormal" führt zu dauerhafter Sprechangst. Annahmen wie: „die anderen haben ja auch keine Zweifel", „als Verkaufsleiter darf ich keine Angst haben", „gut zu reden wird von mir erwartet" etc. machen diese Umbruchphasen zum Problem und können zu Sprechängsten führen.

! Sprechangst ist immer auch die Angst vor der **Bewertung** anderer in Situationen, in denen die Aufmerksamkeit auf uns ruht. Immer dann, wenn wir motiviert sind, einen bestimmten Eindruck auf andere zu machen, also uns selbst darzustellen, aber uns nicht sicher sind, ob uns dieses auch gelingt, kann Angst entstehen. Dieser innere Zweifel ist Voraussetzung für die Einschätzung einer Situation als Bedrohung und wird durch besondere Eigenschaften der Situation und des Sprechenden ausgelöst.

Der vierstufige **Bewertungsprozess** sieht dann etwa so aus:

- Wahrnehmung der Bedingungen der Sprechsituation: Die Anforderungen der Sprechsituation bestehen hier aus den Eigenschaften der Redeanforderung und des Publikums sowie der Einschätzung der eigenen Fähigkeiten.
- Emotionale Folgen der niedrigen/hohen Selbstwirksamkeitserwartung (z.B. Angst oder positive Gefühle).
- Erklärung des Redeverhaltens (z.B. wird Vermeidungsverhalten oder „Steckenbleiben" mit: „Weil ich so viel Angst hatte, blieb ich stecken!" erklärt).
- Strategische Aktivitäten vor, während und nach einer Sprechhandlung (z.B. Zugeben der Angst vor Redebeginn), um reale Konsequenzen des Verhaltens (z.B. negatives Feedback des Publikums) oder eigene innere Bewertungen (z.B. Versagensgefühle) zu beeinflussen.

Unsere Wahrnehmungen und Gedanken vermitteln zwischen Person und Sprechsituation und bewerten bestimmte Wahrnehmungsinhalte erst als Sprechangstauslöser. Unsere eigenen inneren Bewertungsprozesse spielen also die entscheidende Rolle bei der Entstehung von Sprechangst.
Die Sprechangstforschung hat unterschiedliche Faktoren identifiziert, die bei der Beurteilung der Stärke von Sprechangst eine Rolle spielen. Dabei ist das Zusammenspiel oder der Stellenwert der einzelnen Merkmale jedoch noch ungeklärt und wird individuell variieren, z.B. ob sich einzelne Faktoren aufaddieren – und dann zu doppelt so starker Angst führen – oder sich gegenseitig hemmen können. In Experimenten, in denen Versuchspersonen vor einem Publikum eine Rede halten sollten, ließen sich zwei Sprechangst auslösende Bereiche nachweisen: einmal Merkmale der **Person des Sprechers** und Merkmale der konkreten **Sprechsituation**. Unsere Wahrnehmung und unsere Motivation, überhaupt sprechen zu wollen, entscheiden dann darüber, in welcher Form diese zwei Merkmalsbereiche zusammenspielen und wie sie von uns interpretiert werden.

## Die Person des Sprechers

Nicht nur die äußeren Umstände können Angst auslösen. Auch der Sprecher selbst, die Eigenschaften seiner Persönlichkeit spielen eine Rolle. Sprechängste können einmal flüchtig auftreten – dann ist ihre Entstehung stark von Auslösern der gerade aktuellen Sprechsituation beeinflusst –, aber auch als überdauernde Bereitschaft in uns vorprogrammiert sein, immer wieder ängstlich zu reagieren: Diese Neigung ist dann sozusagen eines unserer Persönlichkeitsmerkmale. Eine solche Persönlichkeitseigenschaft könnte man als **Neigung zur Ängstlichkeit** bezeichnen. Sie bleibt stabil, auch in unterschiedlichen Situationen. Je größer diese Neigung, umso stärker dürfte die Angst in einer aktuellen Sprechsituation sein.
Auch die Art und Weise eines Menschen, Anforderungen des Alltags wahrzunehmen und sie gedanklich zu bewerten, beeinflusst das Entstehen von Angst. Eine Rede halten, vor Kollegen die eigene Arbeit vorstellen, auf der Bürgerversammlung das Wort ergreifen - für Menschen, die unter Redeangst leiden, sind diese Situationen qualvoll. Um die Angst in Schach zu halten, beruhigen sie sich selbst mit bestimmten Gedanken oder inneren Sätzen. Diese kognitiven Strategien, sogenannte **Bewältigungsstile**, sind von Sprecher zu Sprecher verschieden. Die meisten Menschen versuchen, die eigenen Gefühle zu bagatellisieren („Es wird schon nichts Schlimmes passieren!"), zu verleugnen („Bisher bin ich mit solchen Situationen gut zurechtgekommen, warum sollte diesmal etwas passieren?") oder sich gedanklich abzulenken („... sehe ich lieber fern"). Diese Redner vermeiden also die Auseinandersetzung mit der bevorstehenden Situation.

Eine zweite Gruppe von Sprechern setzt dagegen andere kognitive Strategien ein. Sie bevorzugen eher „vigilante", das heißt überwachende Gedanken („... überlege ich mir, was ich tun kann, wenn ich aus dem Konzept gerate") und sehen negative Ereignisse voraus („... stelle ich mir vor, dass es ganz schön unangenehm werden kann"). [11]

Die Wirkung dieser unterschiedlichen Kognitionen auf die Entstehung von Sprechangst ist dabei abhängig von der jeweiligen Sprechsituation, in der man sich befindet. Sich zu viele Sorgen zu machen, kann in einem Bewerbungsgespräch eher hinderlich sein, da die Fragen der Personalabteilung nicht vorhersagbar und kontrollierbar sind. Sich zu wenig auf einen Fachvortrag vorzubereiten, kann jedoch zu peinlichen Momenten während der Präsentation führen. Untersuchungen zeigen, dass diejenigen Sprecher weniger Angst empfinden, die flexibel zwischen beiden Bewältigungsstilen wechseln können, je nach Anforderung und Kontrollierbarkeit der Sprechsituation.

In allen Redephasen (vor, während und nach einer Rede) benutzen Sprechängstliche gedankliche Filter, die ihre **Wahrnehmung** auf ihre eigene Person fokussiert und sie wie durch einen Tunnel nur einen kleinen Ausschnitt der Realität um sich herum sehen lässt. Dieser „Tunnelblick" lenkt ihre Aufmerksamkeit weg von den Anforderungen der Situation hin zur eigenen Leistung und zur empfundenen Sprechangst. Gedanken des Selbstzweifels und der eigenen Unfähigkeit binden Kapazitäten, die eigentlich für den Inhalt des Gesagten gedacht waren, und stören das Erinnerungsvermögen und die Wortfindung. Je größer die Angst und damit der Tunnelblick, umso geringer die Anzahl der Merkmale der Situation und der Umgebung, die vom Sprecher später erinnert werden können, und umso mehr Fehler werden bei der Wiedergabe eines vorangegangenen Gesprächsinhalts gemacht. Hoch-Sprechängstliche bewerten ihre Leistung dann auch schlechter, als weniger Ängstliche dieselbe Leistung bewerten würden.

Je wichtiger eine Sprechleistung für einen Sprecher ist, umso motivierter ist er, möglichst gut abzuschneiden. Schätzt er dagegen die Situation als nicht so bedeutsam für sich ein, wird er seine Aufregung gering halten können. Die eigene **Motivation** zu sprechen ist also entscheidend für das Angstempfinden.

Manche Sprechängstliche scheinen ein feststehendes **Selbstbild** verinnerlicht zu haben (z.B. das des unaufgeregten Sprechers), das sie daran hindert, sich im Vorfeld einer Redeleistung mit deren Anforderungen auseinanderzusetzen und sich vorzubereiten. Fast scheint es ihnen lieber zu sein, als schlechter Redner denn als aufgeregter Redner zu gelten. Die fehlende Auseinandersetzung mit der Angst führt dann dazu, dass die physiologischen Zeichen der Angst (Herzklopfen, Schweißausbrüche etc.) den Sprechängstlichen völlig unvorbereitet während der Phase des Sprechens treffen. Es kommt zu einer Diskrepanz zwischen dem

gewünschten Selbstbild („Ich habe keine Angst") und dem eigenen ängstlichen Verhalten. Konsequenz: Die Angst nimmt zu.
Ein weiterer Faktor, der in der Persönlichkeit des Sprechenden begründet liegt, ist seine **Leistungs- oder Kommunikationsorientierung**. Wer Eine-Rede-Halten als Leistung bewertet, für deren Bewältigung große Fähigkeiten erforderlich sind, um auf das Publikum einen positiven Eindruck zu machen, wird stärker Sprechangst empfinden als jemand, der eine Rede eher als Kommunikationssituation einschätzt, in der er mit dem Publikum in Kontakt treten und etwas mitteilen möchte.

## Die Sprechsituation

Jede Sprechsituation ist anders. Wenn die eine als locker empfunden wird und die andere als stresserzeugend, liegt das an bestimmten Eigenheiten des Publikums, der Umgebung, des Redeanlasses und des Redeinhaltes. Folgende Faktoren wurden dabei wissenschaftlich untersucht. [2]
Es spielt z.B. eine nicht unwichtige Rolle, ob wir vor **bekannten** oder **fremden Personen** sprechen müssen. Jeder von uns errichtet um sich unsichtbare Hindernisse, damit niemand ihm zu nahe kommt und um seinen persönlichen Freiraum zu schützen. Diese „Pufferzone" ist bei Fremden oder Bekannten unterschiedlich groß. Manchem fällt es gerade vor seinen Bekannten schwer, eine Rede zu halten, weil er das Bild, das sich von ihm etabliert hat, nicht beschädigen will, andere fühlen sich in der Umgebung ihrer Freunde sicherer als vor Fremden.
Auch die **Vertrautheit** mit der Situation und dem Thema ist für die Angstentwicklung wichtig. Hier gilt im Allgemeinen: Je vertrauter uns ein Gesprächsstoff oder eine Redesituation ist, umso geringer ist die Aufregung.
Wer sich **freiwillig** zu einem Redebeitrag oder einem Referat meldet, wird weniger Sprechangst empfinden als jemand, der sich zu sprechen gezwungen fühlt, somit der Situation nicht ausweichen kann. Auch die **Bedeutsamkeit** der Situation spielt eine große Rolle im Angstempfinden. Wer z.B. eine wichtige Prüfung ablegen muss, von der sein weiterer Berufsweg abhängt, begibt sich angespannter in die Situation als jemand, der keine Benotung erwartet und für den der Ausgang dieser Prüfung keine weitreichenden Konsequenzen hat. Eine angenommene **Bewertung** durch die Zuhörer kann die Angst also massiv steigern. Ebenso entscheidend ist es, ob die **Erwartungshaltung des Publikums** an den Redner vom Sprecher als hoch oder eher gering eingeschätzt wird. Die Antrittsvorlesung des neuen Professors wird höhere Erwartungen wecken als die dritte Wiederholung seiner Einführungsvorlesung für Erstsemester. Je neuer eine Situation ist, umso weniger kann auf vertraute Strategien zurückgegriffen werden und desto eher entsteht eventuell Unsicher-

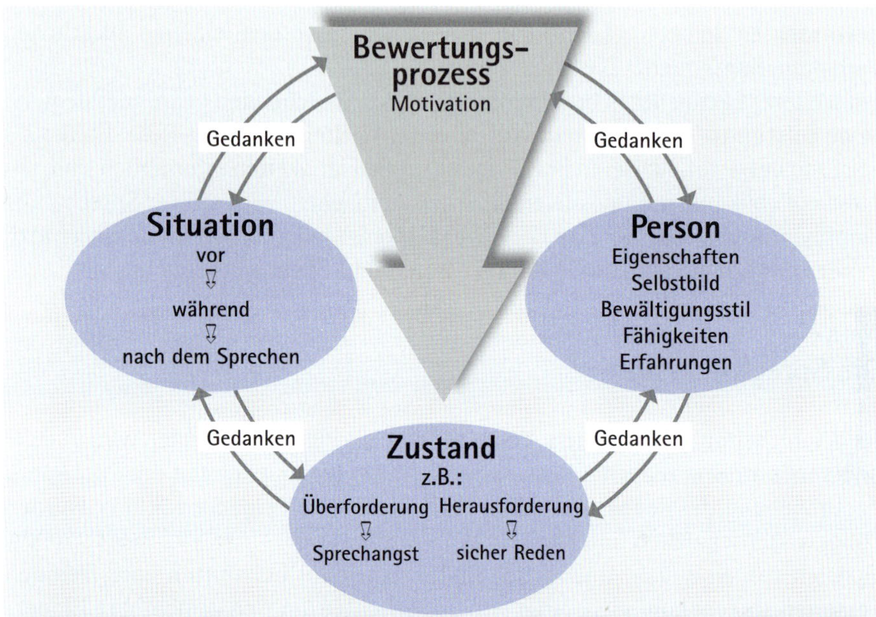

**Abb. 3: Ein Entstehungsmodell für Sprechängste (Beushausen, 2004)**

heit. Wenn dagegen im Vorfeld viele Informationen gesammelt wurden und der Redebeitrag vorbereitet werden konnte, ist die Wahrscheinlichkeit groß, gut über die Runden zu kommen. Ist aber eine Situation nur schwer zu kontrollieren, weil sie zu sehr vom Wohlwollen eines Publikums abhängt (etwa bei einer Fragerunde auf einer öffentlichen Anhörung im Gemeinderat), steigt höchstwahrscheinlich die Anspannung. Die subjektiv empfundene **Vorhersagbarkeit** und **Kontrollierbarkeit** sind also weitere wesentliche Kriterien bei einer Redeleistung.

Publikumsfaktoren, wie **Größe, Status und Kompetenz** des Publikums, sowie ein **ablehnendes** oder **zustimmendes** Verhalten der Zuhörer wurden zusätzlich als mögliche Stressoren, also Angstauslöser, identifiziert. Manchmal genügt auch eine laufende Videokamera oder ein nur vorgestelltes Publikum, um Sprechängste entstehen zu lassen.

Die Art der Redeaufgabe, ihre **Qualität** und **Quantität** wirken sich ebenfalls auf die Sprechleistung aus. Ebenso spielt die **Struktur** der Aufgabe eine Rolle: Je klarer umrissen und gegliedert eine Anforderung an den Sprecher herangetragen wird, umso besser sind die Möglichkeiten der Vorbereitung und umso geringer ist die Gefahr, Sprechangst zu entwickeln. Die Aufforderung: „Jetzt erzählen Sie mal über Ihr letztes Projekt!" ist beispielsweise unstrukturierter als die Bitte: „Tragen Sie circa eine Minute lang die Hauptergebnisse des Projektes xy vor!" Wenn der

Sprecher meint, über ein Thema insgesamt zu wenig zu wissen – vielleicht weil er seine Projektunterlagen nicht dabei hat –, erhöht sich dadurch ebenfalls das Risiko, Sprechangst zu empfinden.
Abbildung 3 fasst noch einmal alle Faktoren zusammen, die bei der Entstehung von Sprechangst wichtig sind. Die Ursachen für die verschiedenen Formen von Sprechangst sind komplex und **multifaktoriell**: Angeborene und erworbene Ursachen greifen dabei ineinander.

!

**Zusammenfassung**: Sprechangst entsteht in einem multifaktoriellen Geschehen auf der Basis kognitiver Bewertungsprozesse. Parameter der Sprechsituation und der Person des Sprechers fließen in diesen Bewertungsprozess ein. Das Resultat sind Gefühle der Überforderung, die sich in ängstlichem Verhalten äußern können, oder Gefühle des Herausgefordertseins, die sich in sprechsicherem Verhalten zeigen können.

Die häufigsten Gründe, die Sprechängstliche selbst für ihre Sprechängste nennen, sind:

- Angst, Fehler zu machen
- Angst vor sozialer Unangepasstheit und Blamage
- Angst vor Bewertung und Kritik
- Angst vor unbekannten Situationen
- Angst vor der Angst
- Angst, dem eigenen Selbstbild nicht gerecht zu werden
- Angst als Folge eines inneren Konflikts: der Wunsch nach Aufmerksamkeit konkurriert mit der Angst vor Zurückweisung [14]

!

**Persönlichen, fachlichen (ärztlichen/psychologischen) Rat** sollten Sie immer dann aufsuchen, wenn Sie

- ohne erkennbaren Grund von plötzlichen Panikattacken überfallen werden
- zunehmend unter körperlichen Beschwerden wie Herzrasen, Herzrhythmusstörungen, Magenschmerzen etc. leiden
- länger andauernde depressive Verstimmungen und körperliche Symptome, wie Schlafstörungen oder Müdigkeit an sich bemerken
- sich „logophobisch" verhalten, das heißt ein ausgeprägtes Vermeidungsverhalten an den Tag legen

Diese Symptome weisen darauf hin, dass es sich um eine umfassendere Problematik handelt und nicht mehr um eine isolierte Sprechangst. Hier ist direkte therapeutische Hilfe erforderlich.

## Test zur Sprechangst

Testen Sie selbst, wie stark Ihre Sprechangst ist. Beurteilen Sie bei jeder Frage, wie **beängstigend** sie für Sie ist. Sollten Sie eine Situation noch nicht erlebt haben, versetzen Sie sich in sie hinein und überlegen Sie, wie Sie sich in dieser Situation fühlen würden.

| 1. Eine Rede vor einer größeren unbekannten Gruppe halten. | | | | | | |
|---|---|---|---|---|---|---|
| überhaupt nicht beängstigend | 1 ☐ | 2 ☐ | 3 ☐ | 4 ☐ | 5 ☐ | sehr stark beängstigend |

| 2. Ein Bewerbungsgespräch führen. | | | | | | |
|---|---|---|---|---|---|---|
| überhaupt nicht beängstigend | 1 ☐ | 2 ☐ | 3 ☐ | 4 ☐ | 5 ☐ | sehr stark beängstigend |

| 3. Einen Bericht/ein Referat vor einer Gruppe halten. | | | | | | |
|---|---|---|---|---|---|---|
| überhaupt nicht beängstigend | 1 ☐ | 2 ☐ | 3 ☐ | 4 ☐ | 5 ☐ | sehr stark beängstigend |

| 4. Eine wichtige Prüfung ablegen. | | | | | | |
|---|---|---|---|---|---|---|
| überhaupt nicht beängstigend | 1 ☐ | 2 ☐ | 3 ☐ | 4 ☐ | 5 ☐ | sehr stark beängstigend |

| 5. Ein Gespräch mit Ihrem Chef, nachdem Sie einen Fehler gemacht haben. | | | | | | |
|---|---|---|---|---|---|---|
| überhaupt nicht beängstigend | 1 ☐ | 2 ☐ | 3 ☐ | 4 ☐ | 5 ☐ | sehr stark beängstigend |

| 6. Ihre Meinung in einem Seminar sagen. | | | | | | |
|---|---|---|---|---|---|---|
| überhaupt nicht beängstigend | 1 ☐ | 2 ☐ | 3 ☐ | 4 ☐ | 5 ☐ | sehr stark beängstigend |

| 7. Eine Bitte Ihres Chefs ablehnen. | | | | | | |
|---|---|---|---|---|---|---|
| überhaupt nicht beängstigend | 1 ☐ | 2 ☐ | 3 ☐ | 4 ☐ | 5 ☐ | sehr stark beängstigend |

| 8. Mit jemandem vom anderen Geschlecht das erste Mal ausgehen. | | | | | | |
|---|---|---|---|---|---|---|
| überhaupt nicht beängstigend | 1 ☐ | 2 ☐ | 3 ☐ | 4 ☐ | 5 ☐ | sehr stark beängstigend |

| 9. Sich bei der Bank über Verzögerungen beschweren. | | | | | | |
|---|---|---|---|---|---|---|
| überhaupt nicht beängstigend | 1 ☐ | 2 ☐ | 3 ☐ | 4 ☐ | 5 ☐ | sehr stark beängstigend |

| 10. Eine Gehaltserhöhung fordern. | | | | | | |
|---|---|---|---|---|---|---|
| überhaupt nicht beängstigend | 1 ☐ | 2 ☐ | 3 ☐ | 4 ☐ | 5 ☐ | sehr stark beängstigend |

| 11. Mit Freunden diskutieren. | | | | | | |
|---|---|---|---|---|---|---|
| überhaupt nicht beängstigend | 1 ☐ | 2 ☐ | 3 ☐ | 4 ☐ | 5 ☐ | sehr stark beängstigend |

| 12. In einer Fremdsprache reden. | | | | | | |
|---|---|---|---|---|---|---|
| überhaupt nicht beängstigend | 1 ☐ | 2 ☐ | 3 ☐ | 4 ☐ | 5 ☐ | sehr stark beängstigend |

| 13. Telefonieren mit einer Behörde. | | | | | | |
|---|---|---|---|---|---|---|
| überhaupt nicht beängstigend | 1 ☐ | 2 ☐ | 3 ☐ | 4 ☐ | 5 ☐ | sehr stark beängstigend |

| 14. Bei einer Beratungsstelle über persönliche Probleme sprechen. | | | | | | |
|---|---|---|---|---|---|---|
| überhaupt nicht beängstigend | 1 ☐ | 2 ☐ | 3 ☐ | 4 ☐ | 5 ☐ | sehr stark beängstigend |

| 15. Kritik an einem Freund/einer Freundin äußern. | | | | | | |
|---|---|---|---|---|---|---|
| überhaupt nicht beängstigend | 1 ☐ | 2 ☐ | 3 ☐ | 4 ☐ | 5 ☐ | sehr stark beängstigend |

| 16. Eine Frage an eine fremde Person richten. | | | | | | |
|---|---|---|---|---|---|---|
| überhaupt nicht beängstigend | 1 ☐ | 2 ☐ | 3 ☐ | 4 ☐ | 5 ☐ | sehr stark beängstigend |

| 17. Vor einer Gruppe einen Text vorlesen. | | | | | | |
|---|---|---|---|---|---|---|
| überhaupt nicht beängstigend | 1 ☐ | 2 ☐ | 3 ☐ | 4 ☐ | 5 ☐ | sehr stark beängstigend |

| 18. Vor einer unbekannten Gruppe von sich erzählen. | | | | | | |
|---|---|---|---|---|---|---|
| überhaupt nicht beängstigend | 1 ☐ | 2 ☐ | 3 ☐ | 4 ☐ | 5 ☐ | sehr stark beängstigend |

## Auswertung

Nach der Ermittlung der Gesamtpunktzahl des Tests gibt es vier Auswertungskategorien:

| | |
|---|---|
| 18–34 Punkte | Dies entspricht einem Punktwert, den 25% der erwachsenen Sprecher mit den niedrigsten Angstwerten in einer Studie angaben. Dieser Punktwert steht für gar keine bis sehr geringe Sprechangst. |
| 35–53 Punkte | Die bei diesen Punktwerten erlebte Aufregung in Sprechsituationen ist in den meisten Fällen moderat und wirkt wahrscheinlich eher leistungsfördernd als hemmend. Sollten einige Situationen mit 5 Punkten bewertet worden sein, wäre dies ein Hinweis darauf, an der Sprechsicherheit in gerade diesen Situationen zu arbeiten. |
| 54–71 Punkte | Bei dieser Punktzahl besteht sehr wahrscheinlich ein Leidensdruck in verschiedenen Alltagssituationen, die mit Sprechen verbunden sind. Sprecher mit diesen Werten vermeiden es möglicherweise zunehmend, sich überhaupt in diesen Situationen zu äußern. |
| 72–90 Punkte | Dies entspricht einem Punktwert, den 25% der erwachsenen Sprecher mit den höchsten Angstwerten in einer Studie angaben. Höchstwahrscheinlich bestehen ausgeprägte Sprechängste und/oder ein starkes Vermeidungsverhalten. |

Betrachtet man nun die einzelnen Situationen, die als besonders beängstigend beurteilt wurden, näher, so lassen sich verschiedene Schwierigkeitsbereiche ableiten: der Bereich Leistung (Bewertung), der Bereich des sprecherischen Könnens und der Bereich der Selbstdarstellung.

- Bereich Leistung (Bewertung): Hohe Angstwerte bei den Situationen 1, 2, 3, 4, 6 und 17 deuten auf eine Angst vor negativer Einschätzung und Beurteilung hin.
- Bereich sprecherische Fertigkeiten: Hohe Angstwerte bei den Situationen 7, 9, 10, 12, 13, und 15 weisen auf Könnensdefizite hin.
- Bereich Selbstdarstellung: Wenn die Situationen 5, 8, 11, 14, 16 und 18 besonders beängstigend wirken, deutet dies auf die Befürchtung hin, als Person abgelehnt zu werden.

# Was tun?

Der Wunsch vieler Sprechängstlicher, ihre Angst gänzlich loszuwerden, um fortan ganz ohne Aufregung sprechen zu können, ist verständlich, aber leider unrealistisch. Wer den Anspruch an sich hat, überhaupt keine Angst mehr haben zu dürfen, setzt sich nur selbst unter Druck und verhält sich kurzsichtig, denn ein Leben ohne Angst wäre biologisch gesehen sogar gefährlich. Angst ist unser Alarmsystem für Lebensbedrohungen und sichert somit unser Überleben. Angst aktiviert uns und befähigt uns zu Höchstleistungen. Theaterpremieren sind u.a. deshalb so spannend und ihre Karten so begehrt, weil die Schauspieler mit größerem Engagement und höherer Anspannung spielen als in der 150igsten Vorstellung. Allerdings gibt es auch eine Kehrseite der Medaille: Zu viel Angst wirkt hemmend und leistungsmindernd. Die beste Sprechleistung finden wir bei einem Menschen mit einem mittleren Grad des Aktiviertseins. Auch dann gibt es vielleicht schon Anzeichen, wie sie bei leichter Sprechangst auftreten: z.B. eine bessere Durchblutung des Gesichts und eine höhere Muskelspannung. Sie werden aber vom Sprecher noch als gespannt und nicht als angespannt gewertet und behindern die sprachliche Leistung in keiner Weise. Im Gegenteil: Er ist motivierter und leistungsfähiger als ein Sprecher, der zu wenig aktiviert ist, und wirkt dadurch überzeugender. Zu viel Anspannung dagegen kann die Ausdrucksfähigkeit und das Erinnerungsvermögen hemmen und zum gefürchteten „Blackout" führen.
Experimentell nachgewiesen wurde auch die Tatsache, dass die Aufregung/Aktivierung während einer Redesituation nicht gleichförmig verläuft. In den ersten 3-4 Minuten ist sie am stärksten, um dann durch zunehmende Vertrautheit mit der Situation abzunehmen. Diesen Gewöhnungseffekt sollte man kennen, um unangenehme Situationen nicht zu früh zu beenden. Sonst macht man nie die Erfahrung, dass die innere Aufregung nachlässt und man vielleicht später ruhig und gelassen weitersprechen könnte.
Angst ist also nicht gleich Angst. Deshalb ist es wichtig, Angst als Teil des Lebens zu akzeptieren und sie sich zuzugestehen. Und gegen eine leistungshemmende, übermäßige Aktivierung kann man etwas unternehmen.
Zum Abbau von Sprechangst existieren Ansätze aus verschiedenen Disziplinen. Die weitaus größte Anzahl der Konzepte stammt dabei aus der Psychologie. Ihr wird seit jeher die Beschäftigung mit Emotionen zugeschrieben und ihr unterschiedliches Therapierepertoire auf Sprechangst als einer Form von Angst findet allgemein Anwendung. Der Schwerpunkt liegt hier auf der generellen, nicht-sprechspezifischen Angstreduktion. Die Anlaufstelle Sprechängstlicher ist jedoch in den meisten Fällen nicht der Psychologe oder Psychotherapeut, sondern häufiger alle diejenigen, die

mit der Vermittlung oder Therapie kommunikativer Fähigkeiten betraut sind, wie RhetoriktrainerInnen, SprachtherapeutInnen und LogopädInnen.

### Sprechangst in Rhetorikbüchern

Sprechangst ist das am häufigsten genannte Motiv für den Besuch von Rhetorikseminaren. Auch bei der Auswahl eines geeigneten Anleitungsbuches aus der Fülle der angebotenen Werke zu Rhetorik und Sprechtechnik spielt es eine nicht zu unterschätzende Rolle, wie die Problematik von Sprechängsten dort abgehandelt wird. Die Durchsicht der gängigen deutschsprachigen sprechpädagogischen Literatur führt zur Einteilung in folgende vier Kategorien:

- Literatur mit absolut unpraktikablen Ratschlägen, wie „Abschalten und das Beste hoffen", „Alkohol vor einer Rede".
- Literatur mit kaum auffindbaren (z.B. unter dem Begriff ‚Stichwortkonzept') oder gar keinen Hinweisen,
- Literatur mit allgemeinen Hinweisen, die in sich wiederholender Form nicht klärend auf das Phänomen eingehen, wie „gute Vorbereitung und langsam sprechen" und schließlich
- die verschwindend geringe empfehlenswerte Literatur, die neben einer theoretischen Darstellung der Wirkungszusammenhänge bei Sprechangst praktikable Hilfestellungen für Betroffene anbietet.

In letzter Zeit erscheinen gehäuft Publikationen, die sich im Titel auf Sprech- oder Redeangst beziehen, sich aber inhaltlich nur in höchstens einem Kapitel mit Sprechangst beschäftigen und damit den Rahmen eines durchschnittlichen Rhetorikratgebers nicht überschreiten.

Die Konzentration auf das Phänomen Sprache ist dabei verständlich, wenn man bedenkt, dass die Wirkung von Sprechangst häufig Versprecher, Wiederholungen, vermehrte Interjektionen (z.B. „äh"), ein erhöhtes Sprechtempo und einen veränderten Stimmklang nach sich zieht – Symptome, deren Übergang zu Störungsbildern wie Stottern, Poltern oder Stimmstörungen fließend ist. Außerdem können bei Redeängstlichen wegen ihrer auf Vermeidung und fehlendem Training beruhenden Entwicklungsgeschichte geringere kommunikative Fähigkeiten angenommen werden.

**Verhaltenstherapeutische Therapien**, wie die systematische Desensibilisierung, Exposition, Modelllernen und Verhaltensübung sowie **Entspannungstechniken** (Autogenes Training, Progressive Muskelrelaxation) werden erfolgreich zur Reduktion der motorisch-behavioralen Symptome bei Sprechangst eingesetzt. **Kognitive Therapien**, wie die Rational-Emotive-Therapie (RET) und das Stress

Inoculation Training (SIT), beinhalten die kognitive Umstrukturierung begleitender Gedanken und innerer Befehle. **Übungsprogramme sprecherischer Fertigkeiten** setzen dagegen an der Vervollkommnung eines defizitären Sprechverhaltens an (Rhetoriktherapie).

In den letzten Jahrzehnten wurden im amerikanischen Raum **integrative Konzepte** (z.B.: Integrative Approach [IA]) entwickelt, die wirksame Vorgehensweisen der einzelnen Richtungen vereinen (Abb. 4). Bereits 1989 kam eine Metaanalyse des Therapieeffektes (gemessen mit Fragebögen) von 97 Studien zur Sprechangstreduktion zu dem Schluss, dass kombinierte Anwendungen mit den Komponenten Systematische Desensibilisierung, kognitive Umstrukturierung und sprecherische Übungsprogramme die erfolgreichsten Interventionen sind. [15] Der Trend geht also zu integrativen Verfahren, die ihre Wirkung erhöhen, indem sie Techniken zur Verhaltensänderung auf allen drei Symptomebenen der Sprechangst kombinieren. Näheres zu den einzelnen Therapieverfahren findet sich in den nachfolgenden Kästen.

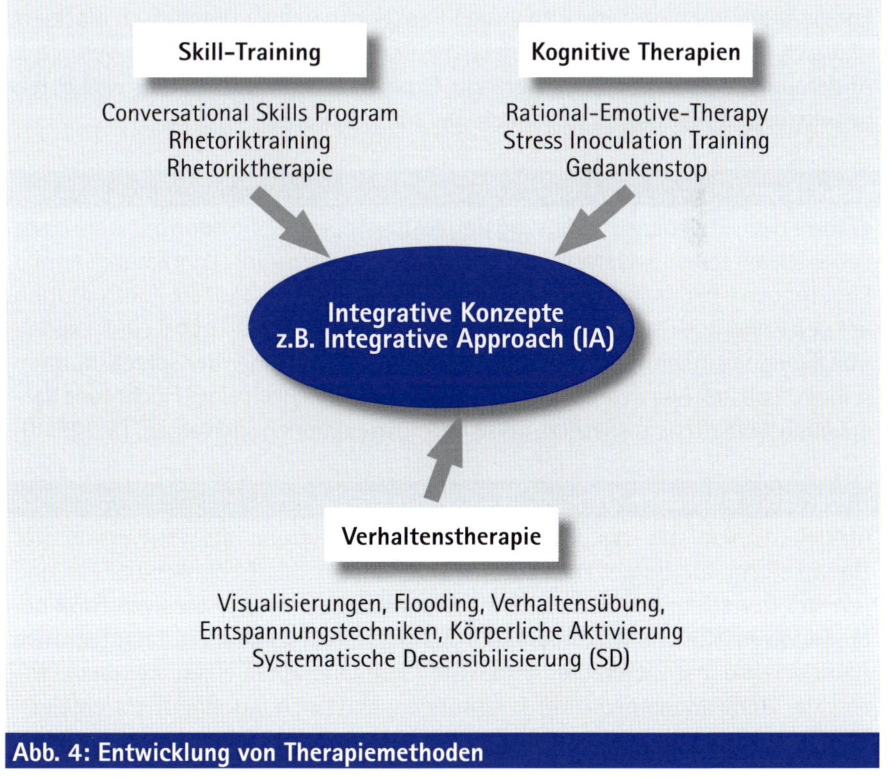


**Abb. 4: Entwicklung von Therapiemethoden**

## Verhaltenstherapeutische Verfahren/Verhaltenstherapie

Das Gemeinsame aller verhaltenstherapeutischen Techniken zur Behandlung von Ängsten besteht in der Konfrontation des Patienten mit der phobischen Situation bzw. deren Vorstellung. Wesentliche verhaltenstherapeutische Behandlungsformen stellen die Konfrontationstherapien (Desensibilisierung und Exposition [Flooding]), Modelllernen und Verhaltensübung dar. [5: 365; 10]

## Systematische Desensibilisierung

Ein aus dem klassischen Konditionierungsparadigma abgeleitetes verhaltenstherapeutisches Modifikationsverfahren stellt die systematische Desensibilisierung dar. Hierbei wird in einer der Angsthierarchie entsprechend abgestuften imaginären oder realen Reizdarbietung die reale oder vorgestellte Angst auslösende Situation wiederholt mit dem Zustand von Entspannung gekoppelt, bis die Verbindung zwischen Situation und ursprünglicher Angstreaktion ausgelöscht und somit die Erregungskomponente der Angst beeinflusst wird. Dem liegt die Annahme zugrunde, dass die Verbindung von Angst auslösender Situation und Entspannung die Angst im autonomen Reaktionsbereich automatisch blockiert und sich schließlich auch im subjektiven Erleben und im sichtbaren Verhalten Änderungen zeigen. Im Gegensatz zur Exposition wird mit der am wenigsten beängstigenden Situation begonnen. [5: 343; 10]

## Exposition

Während die Reaktionsüberflutung (Implosionstherapie) die Konfrontation eines Patienten mit seinen aversiven, inneren Reizbedingungen – vor allem Emotionen und Kognitionen – beinhaltet, zielt die Reizüberflutungstechnik auf die Konfrontation mit den Angst auslösenden Situationen ab. Dabei wird der Klient bei einer Exposition (Flooding) in seiner Vorstellung oder in realen Situationen der Sprechsituation seinem höchsten Angstempfinden so lange ohne Möglichkeit eines Flucht- und Vermeidungsverhaltens ausgesetzt, bis seine Angstreaktionen nachlassen. [5: 107; 10]

## Integrative Approach (IA)

Ausgehend von der systematischen Desensibilisierung als weitverbreiteter Therapieform für Sprechangst wurden Techniken der Gedankenanalyse und -umstrukturierung mit Visualisierungstechniken sowie einer passiven Form der progressiven Muskelentspannung mit Atemübungen kombiniert. Im Integrative Approach (IA) instruieren die Therapeuten ihre Klienten in einen mentalen Prozess der Umformung negativer Erfahrungen, statt sich auf eine Hierarchie von Stimulus-Situationen zu konzentrieren, die nach ihrer Meinung erst die Angst erzeugenden Gedanken verursacht. Entspannung wird dabei als ein passiver Vorgang betrachtet, in dem der Proband bewusst die Spannung/Entspannung der Muskeln wahrnehmen kann, während er gedanklich nicht aktiv zu sein braucht. Mit dem so erreichten Entspannungszustand werden Visualisierungen der Bewältigung angstbesetzter Situationen gekoppelt. Dabei wird von der Generalisierung der Vorstellungen auf reale Situationen ausgegangen. Da Angst sich u.a. in einer erhöhten Atemfrequenz und daraus resultierenden muskulären Anspannungen äußert, enthält das Programm zusätzlich Übungen zur Tiefenatmung. [2; 15]

### Entspannungstechniken

Neben der Anwendung des Autogenen Trainings und der progressiven Muskelrelaxation wurden in der Angsttherapie zahlreiche Varianten von Entspannungsprogrammen konzipiert, allen gemeinsam ist die Regulierung des körperlich-physiologischen Erregungsniveaus. Eine dieser Techniken ist die progressive Muskelrelaxation (PMR), die auf der fortschreitenden (progressiven) Anspannung und Entspannung einzelner Muskelgruppen basiert. PMR fußt auf der Annahme, dass der Muskeltonus sich aufgrund erhöhter Aktivität des sympathischen Systems im Zusammenhang mit Angst verändert und durch eine Verminderung der Körperspannung auch Angst reduzierbar wird. Inzwischen existieren zahlreiche Variationen unterschiedlicher Länge. [5: 100; 8]

### Rational-Emotive-Therapie (RET)

RET als kognitives Umstrukturierungsverfahren folgt einem A-B-C-D-E-Paradigma, wobei A (activating event) ein äußeres Geschehen (z.B. eine Rede halten) symbolisiert, B (beliefs) sich auf die Selbstaussagen und Gedanken bezieht, die A auslöst (z.B.: „Ich muss einen guten Eindruck machen"), C (consequences) die emotionalen und verhaltensmäßigen Reaktionen auf B darstellt (z.B. Angst) und D (dispute) auf das Aufspüren und Überprüfen unrealistischer Selbstaussagen, die zu negativen Konsequenzen führen („Warum muss ich einen guten Eindruck machen?"), rekurriert. Schließlich bezeichnet E (effects) das Produkt der Auseinandersetzung: im Idealfall ein adäquateres Verhalten und modifizierte Gefühle. [5: 264; 4]

### Rhetoriktherapie

Die aus dem angloamerikanischen Raum stammende Rhetoriktherapie ist ein systematisches, individuell ausgerichtetes Training zur Verbesserung der sprech-sprachlichen Leistung eines Sprechers in Alltagssituationen. Die Basis des Trainings bilden das Erlernen grundlegender rhetorischer Prinzipien und ein Verhaltenstraining anhand von Übungen zur kommunikativen Kompetenz. Grundlegende Annahmen sind, dass es (a) leichter ist, Verhalten zu verändern als Einstellungen, dass (b) Verhalten effektiv durch die Beobachtung erfolgreicher Modelle und durch deren Imitation zu erlernen ist und dass (c) die Aufmerksamkeit auf ihre Handlungsmöglichkeiten die Lernenden von störenden Emotionen ablenkt. Alle Übungen werden mit Zielsetzungsstrategien verbunden, bei denen die Probanden direkt kontrollierbare Verhaltensaufgaben erarbeiten, die es in der Abfolge von sechs rhetorischen Prozessen innerhalb des Trainings anzuwenden gilt. Folgende sechs Parameter der Rhetorik werden dabei berücksichtigt:

- **Die rhetorische Situation**
  Jeder Sprecher befindet sich in einer Situation, bestehend aus diversen Normen zur Regulierung der Interaktion, die die Auswahl des sprachlichen Materials steuern. Ein Sprecher muss somit die Analyse der Sprechsituation vor seiner eigenen Zielsetzung berücksichtigen.
- **Rhetorisches Einfühlungsvermögen**
  Ein Sprecher benötigt die Fähigkeit, sich flexibel auf die Bedürfnisse des Zuhörers einzustellen. Hierzu müssen Ziele und Befindlichkeit des Publikums sensibel wahrgenommen werden.
- **Publikumsanalyse und Anpassung an die Zuhörer**
  Die Entscheidung, was, in welchen Worten und auf welche Art gesagt wird, basiert auf einer Analyse der Verhaltensmuster des Hörers und seiner Bedürfnisse. Techniken zur Organisation von Redebeiträgen werden hier auf soziale Gesprächssituationen übertragen.
- **Duale Perspektive**
  Die duale Perspektive besagt, dass der Sprecher seine eigenen Wünsche und Bedürfnisse auf die Zuhörer projizieren kann. Ein besseres Verständnis des Sprechers für Motive und Widerstände ermöglicht ihm, inadäquates (z.B. verletzendes) Verhalten zu vermeiden und außerdem das Gefühl, von einem ähnlich empfindenden Publikum verstanden zu werden.
- **Nonverbale Ausdrucksmittel**
  Adäquater Einsatz von Stimme, Gestik und Mimik lenkt die Aufmerksamkeit der Zuhörer auf den Inhalt des Gesagten.
- **Entwicklung des eigenen Repertoires**
  Jeder Sprecher muss darauf vorbereitet sein, dass die Gesprächspartner zustimmend, desinteressiert oder ablehnend reagieren können. Dementsprechend gilt es, für jede Variante Verhaltensalternativen zu entwickeln. [5: 273ff; 13]

### Stress Inoculation Training (SIT)

Das Stressimpfungstraining (stress inoculation training [SIT]) unterscheidet sich von RET durch die Ergänzung von Selbstinstruktionen und die Kombination mit anderen Verfahren wie Entspannungstraining. Dabei wird die Aufmerksamkeit auf irrationale Angst begleitende Gedanken und Befürchtungen gelenkt und ihre Angst verstärkende Wirkung dem Klienten einsichtig gemacht. Anschließend werden das Zielverhalten Sprechen unterstützende Selbstanweisungen angewendet. [5: 339; 12]

### Integratives Gruppen- und Einzeltraining (IGE)

Bei einem integrativen Vorgehen zur Sprechangstreduktion (Integratives Gruppen- und Einzeltraining [IGE]) wurden auch für den deutschsprachigen Raum zehn modifizierende Techniken auf kognitiver, motorischer und physiologischer Ebene flexibel auf die Bedürfnisse der Klienten abgestimmt (Abb. 5):

## Therapiebausteine

### Baustein 1 Kognitive Verhaltensanalyse

Die Wahrnehmung von kognitiven Angstanzeichen, die Reflexion über die eigene Angst sowie die Einsicht in die Funktionszusammenhänge eines theoretischen Sprechangstmodells (Abb. 3, S. 28 und Abb. 2, S. 23) stehen im Vordergrund dieses Bausteins. Es soll die Einsicht gewonnen werden, dass an drei Stationen des sich selbst verstärkenden Angstkreislaufes Einfluss genommen werden kann, um der Angst vor der Angst zu entrinnen:

- auf gedanklicher Ebene (Wie verändere ich mein Denken?)
- bei den körperlichen Symptomen (Wie kann ich die Angst kontrollieren?)
- und beim Sprechverhalten (Wie kann ich besser kommunizieren?)

Ziel dieses Bausteins ist es auch, insbesondere die Entstehung von Sprechangstsymptomen auf den verschiedenen Reaktionsebenen und die Wechselwirkung von Eigenschaften einzelner Sprechsituationen und des Sprechenden zu verstehen. Innere Bewertungsvorgänge („Was ging Ihnen durch den Kopf?") können so bewusst gemacht und reflektiert werden.

### Baustein 2 Wahrnehmung

Er beinhaltet das Aufspüren der Symptome auf den drei Ebenen *Körper*, *Gedanken* und *Verhalten* in konkreten Sprechsituationen. Schon geringste physiologische

Angstsymptome sollen wahrgenommen werden, um rechtzeitig, z.B. mit Entspannungstechniken, regulierend eingreifen zu können. Fragen wie:

- Wie fühlte sich Ihr Körper an?
- Was ging Ihnen vor, während und nach dem Sprechen durch den Kopf?
- Wie war Ihr Sprechverhalten?

helfen, die eigene Wahrnehmung für selbstsicheres bzw. selbstunsicheres Sprechverhalten zu sensibilisieren.
Aber auch soziale Interaktionsparameter sollen wahrgenommen werden. Beispielsweise verhilft die Beantwortung der Fragen „Wie trete ich bei einer Rede auf?" oder „Wie wirke ich beim Small Talk?" zu einer realistischen Einschätzung des eigenen Könnens.

**Baustein 3 Progressive Muskelrelaxation**
Die progressive Muskelentspannung basiert auf der abwechselnden An- und Entspannung von Muskelgruppen. Dieses Verfahren lässt sich sehr gut mit der Technik der Visualisierungen (siehe Baustein 4) und Atemübungen kombinieren. Hierzu wurden drei Übungsversionen mit jeweils 16, 8 und 4 Muskelgruppen entwickelt. Die erste und längste Version (Dauer: 20 Min.) dient dabei dem Erlernen und Wahrnehmen unterschiedlicher Spannungszustände der jeweils angesprochenen Körperpartien. Die zweite Version (7 Min.) integriert Atemübungen zur physio-

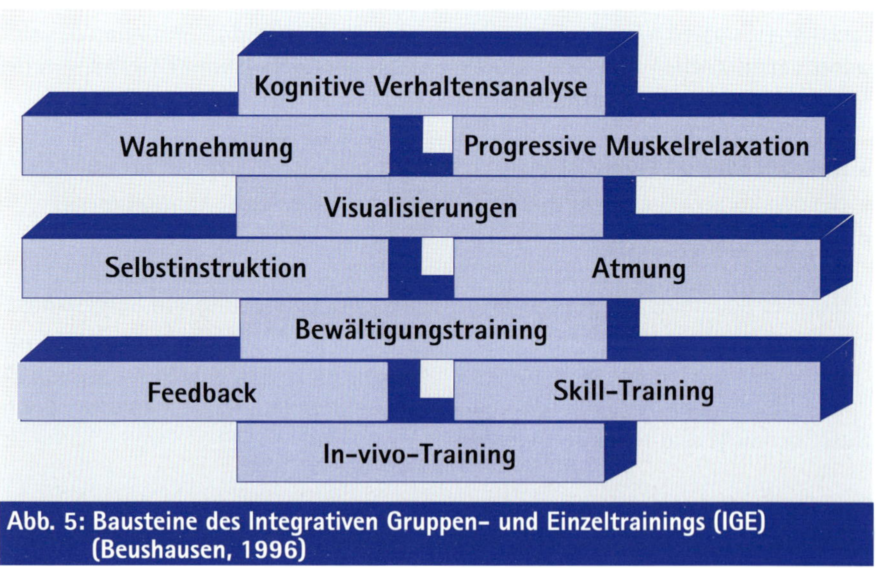


**Abb. 5: Bausteine des Integrativen Gruppen- und Einzeltrainings (IGE) (Beushausen, 1996)**

logischen Vollatmung in die Entspannungsphasen. Die dritte Fassung (5 Min.) kombiniert Entspannung, Atmung und die Visualisierung einer Sprechsituation und deren erfolgreiche Bewältigung: Nach einer kurzen An- und Entspannung aller Muskelgruppen werden die einzelnen Körperpartien nur noch im Geist entspannt und zum Schluss wird eine Sprechsituation visualisiert, die der Sprecher entspannt bewältigt.

**Selbstsicheres Verhalten ist:**

- die Fähigkeit, Forderungen zu stellen
- die Fähigkeit, Gespräche zu beginnen, aber auch zu beenden (verbaler Kontakt)
- die Fähigkeit, nein zu sagen
- die Fähigkeit, positive und negative Gefühle zu äußern (z.B. Kritik) und darauf angemessen zu reagieren

**Baustein 4 Visualisierungen**

Hierunter sind vom Therapeuten gelenkte Vorstellungsübungen zu verstehen, die bei bedrohlichen Situationen Angstsymptome hervorrufen können. Im Verlauf einer solchen Übung kann eine negative Erfahrung durch die **Vorstellung der Bewältigung** der entsprechenden Situation ersetzt werden. Diese „inneren Filme" sind ein wichtiges Mittel, um Angst aktiv zu beeinflussen, indem entweder angstbesetzte Situationen aus der Vergangenheit analysiert und so z.B. versteckte innere Vorschriften bewusst gemacht werden können oder bevorstehende Sprechsituationen 'vorweggenommen' werden und somit schon früh der Einsatz von Bewältigungsstrategien trainiert werden kann.
Voraussetzungen für solche Visualisierungen sind eine ruhige Umgebung, Zeit und ein entspannter Körperzustand. Um sich die Situation möglichst genau vor dem inneren Auge auszumalen, dreht man quasi einen inneren Film. Folgende Fragen sind dabei als „Drehbuch" hilfreich:

- Wie ist die Umgebung?
- Wer ist dabei?
- Wie läuft die Situation im Einzelnen ab?
- Was denke ich?
- Wie verhalte ich mich?
- Was fühle ich?
- Wie fühlt sich mein Körper an?
- Wie verhalten sich die anderen?

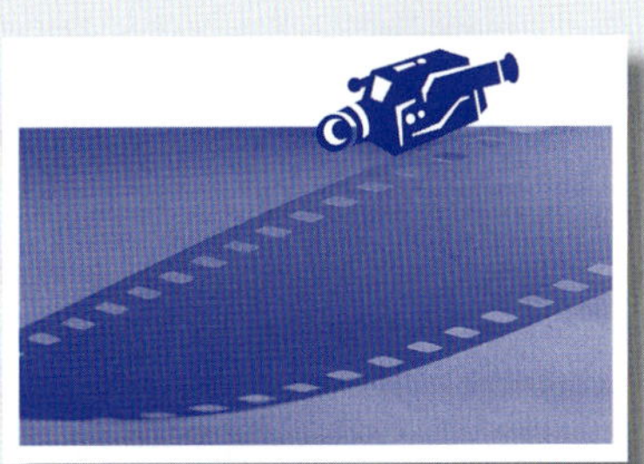

**Abb. 6: Visualisierungen als „innere Filme"**

**Baustein 5 Selbstinstruktion**
Kognitive Behandlungsverfahren basieren auf der Annahme, dass Gefühle weitestgehend von Gedanken und Befürchtungen abhängig sind. Das Ziel besteht hierbei darin, den in einer Situation auftretenden Ängsten mit wirksamen kognitiven Bewältigungsstrategien zu begegnen, indem irreale Annahmen modifiziert werden. Dieser Baustein beinhaltet die Analyse der Gedanken und das Setzen von realitätsnahen Selbstinstruktionen. Aufgrund der hohen Praktikabilität des Verfahrens wird meist auf die Identifizierung gängiger **Imperative** (z.B.: „Ich muss perfekt sprechen!") und deren individuelle Abänderung zurückgegriffen (Abb. 7).

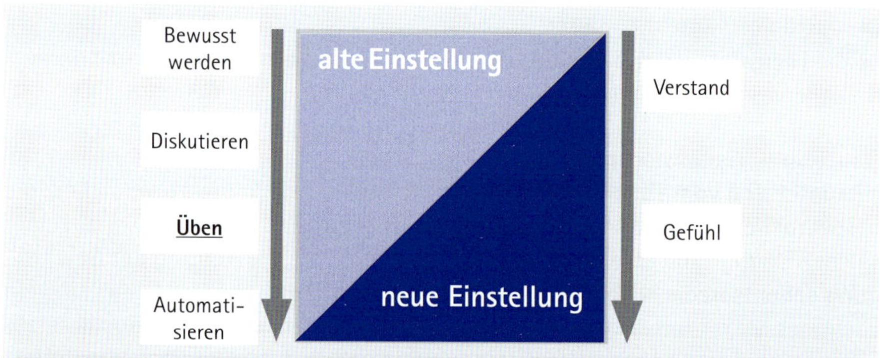

**Abb. 7: Ablauf einer gedanklichen Umstrukturierung**

**1. Wahrnehmung**
Gedanken, die zu bestimmten emotionalen, verhaltensmäßigen und körperlichen Reaktionen führen, lassen sich unterteilen in:

- Wahrnehmungen (Wie sieht die Situation wirklich aus?)
- Beschreibungen oder Interpretationen der Situation (Was geht in der Situation meiner Ansicht nach vor?)
- Bewertungen der Situation (Wie finde ich die Situation? Wie bewerte ich mich selbst und meine Bewältigungsmöglichkeiten in der Situation?)
- Persönliche Grundeinstellungen (Was denke ich über ähnliche Situationen insgesamt?)

Häufig haben diese Gedanken die Form eines Imperatives, d.h. sie sind „Muss"- oder „Darf-nicht"-Vorschriften. Beispiele dafür in Bezug auf Sprechsituationen sind:

- Ich darf keine Angst haben!
- Meine Hände sollen nicht zittern!
- Ich muss gelassen wirken!

**2. Stoppen**

Sind einmal solche Vorschriften als ständig auftretende Gedankenschleifen entlarvt, besteht die Möglichkeit, bei jeder Wiederholung den Gedankengang zu stoppen.

**3. Umformulieren**

Druck erzeugende innere Vorschriften zeichnen sich oft durch ihren absoluten, verallgemeinernden Charakter aus („Alles ist schiefgelaufen!", „Niemand hat es interessiert!", „Ich habe wieder gar nichts gesagt!" usw.).
Folgende Fragen haben sich als hilfreich erwiesen, um zu untersuchen, ob die inneren „Selbstgespräche" der Realität entsprechen:

- Wenn Sie die Situation auf Video aufgenommen hätten, was würden Sie genau sehen? Wenn ein Freund solche Sätze zu Ihnen sagt, was würden Sie ihm antworten?
- Warum *müssen* Sie sich in bestimmter Weise verhalten oder *dürfen* Sie sich nicht in bestimmter Weise verhalten?
- Was wäre schlimm daran, wenn Sie es nicht täten/doch täten?
- Hilft Ihnen dieser Gedanke, um Ihr Ziel (z.B. sicherer zu sprechen) zu erreichen?
- Wie perfekt kann ein Mensch sein?

Führen diese Fragen zu Einschränkungen der absoluten Aussagen (z.B.: „Es stimmt nicht, dass ich gar nichts gesagt habe, ich habe mich mit x über yz unterhalten"), können die inneren Sätze dahin gehend abgewandelt werden, dass der absolute Charakter, sich so oder so verhalten zu müssen, relativiert wird. Dabei ist es wichtig, solche Formulierungen zu wählen, die man auch inhaltlich vertreten kann. Den Satz „Ich darf keinen Blödsinn reden" in „Ich darf Fehler machen" abzuwandeln, wäre zu optimistisch, wenn man nicht ganz hinter diesem neuen Gedanken stehen kann - sich dabei selbst nicht glaubt. Es geht also um die Formulierung *realistischer* Aussagen im Gegensatz zum bloßen positiven Denken.
Beispiele für Umformulierungen, die so oder ganz anders lauten können:

- Auch wenn ich ab und zu etwas Falsches sage, bin ich als Mensch wertvoll.
- Kann sein, dass ich rot werde, aber ich kann trotzdem sprechen.
- Ich kann ab und zu sagen, was mir gerade so einfällt.
- Wäre schön, wenn ich heute meine Meinung vorbringen könnte.
- Okay, die Angst ist wie immer – ich kann trotzdem sprechen.
- Ich kann ab und zu darauf verzichten, die perfekte Antwort zu geben, die zweitbeste tut´s auch.
- Ich kann es aushalten, nicht allen sympathisch zu sein.
- Ich übe noch! (Ich darf Fehler machen!)

#### 4. Erproben der realistischen Sätze

Sind Angst erzeugende innere Sätze einmal realistisch abgewandelt, gilt es, die Angst lösende Wirkung der neuen Gedanken in der Realität zu erproben und zu überprüfen. Dies kann nur durch die praktische Anwendung in der nächsten Sprechsituation erfolgen.

### Baustein 6 Atmung

Das Erlernen einer kosto-abdominalen **Ruheatmung** und deren Anwendung unter Stress zur Veränderung des psycho-physiologischen Erregungsniveaus stehen hier im Vordergrund. Der flachen und schnellen Atmung, der sogenannten „Hochatmung", die in Stresssituationen oft zu beobachten ist, wirkt eine bewusst herbeigeführte tiefe Zwerchfellatmung entgegen. Sie wirkt spannungsreduzierend und schafft die beste Voraussetzung für eine unangestrengte Stimmgebung. Auch in Bezug auf die Atmung gilt: Je vertrauter und automatisierter der Vorgang der bewussten Bauchatmung ist, umso zuverlässiger können damit Ängste aktiv beeinflusst werden. Atmung ist ein unwillkürlich ablaufender, aber auch ein willentlich beeinflussbarer Körpervorgang – und damit ideal zur Kontrolle der körperlichen Anzeichen von Aufregung. Atemübungen sind ohne großen Aufwand vor, nach und sogar während einer Sprechleistung unauffällig durchführbar. Zwei Grundprinzipien werden dabei berücksichtigt:

- Training der „Bauchatmung" (langsames Ein- und Ausatmen mit Atempause unter tiefem Absenken des Zwerchfells) vor und nach einer Sprechsituation, z.B. beim Warten auf den Beginn des eigenen Vortrags.
- Konzentration auf die Ausatmung, statt der Einatmung vor einer Redeleistung. Unter Angst entsteht die Tendenz, sich „vollzupumpen": Die Luft staut sich unter dem Kehlkopf und verstärkt noch die innere Anspannung und das körperliche Unwohlsein am Rednerpult. Die Konzentration auf die Ausatmung ist dagegen mit Entspannung und dem Gefühl des Lockerseins verbunden.

### Baustein 7 Bewältigungstraining

Die Entwicklung und praktische Erprobung von individuell bedeutsamen Bewältigungsabläufen (z.B. im Rollenspiel, in Visualisierung, durch Modelling oder den Einsatz kognitiver Strategien der Realitätsprüfung) werden hierunter zusammengefasst. Dieser Baustein ist inhaltlich flexibel und reicht vom Small Talk über Arbeits-, Kritik- und Bewerbungsgespräche bis zu Diskussionen und freien Reden bzw. Fachvorträgen – je nach individueller Situation des betroffenen Sprechängstlichen. Bewährt haben sich dabei Rollenspiele, bei denen mit einem Trainer, einer Trainingsgruppe, aber auch mit Freunden/Bekannten oder allein verschiedene Sprechsituationen durchgespielt werden:

- **Zwei-Stühle-Spiel**: Wichtige Gespräche mit wechselnden Rollen durchgehen, mögliche Verhaltensweisen, Frage- und Antwortmöglichkeiten durchspielen. (z.B.: inhaltliche Kritik an einem Bericht/Referat und Reaktionsmöglichkeiten darauf).
- **Prüfung spielen**: Fragen und Antworten durchgehen. Reaktionen durchspielen, wenn eine Frage nicht beantwortet werden kann.
- **Sprechproben**: Referate/Reden/Statements zunächst aufnehmen, dann vor dem Spiegel üben und später vor Freunden oder Verwandten vortragen, um inhaltlich sicher zu sein.
- **Vorstellungsübungen**: Eine bevorstehende Situation, z.B. ein Referat, unter Zuhilfenahme aktiver Bewältigungsstrategien (z.B.: neu formulierter Gedanken) in der Vorstellung durchgehen.

### Baustein 8 Feedback

Der Aufbau einer **realitätsnahen Selbsteinschätzung** ist eine unabdingbare Voraussetzung für eine erfolgreiche Sprechangstreduktion. Ein hoher Stellenwert kommt dabei dem Einsatz des Videofeedbacks zu. Sprechängstliche schätzen ihre Leistungen häufig schlechter ein, als sie sind, und gehen davon aus, dass alle Symptome der Aufregung vom Publikum direkt wahrgenommen werden. Die Erfahrung, dass dem nicht so ist, wirkt auf viele Sprechängstliche sehr erleichternd. Eine Rückmeldung ist deshalb äußerst hilfreich. Dies kann durch das Publikum selbst geschehen, wenn dies gewünscht ist. Eine Videoaufnahme ermöglicht neben einer objektiven Rückmeldung auch die gezielte Analyse des Sprechverhaltens und liefert so wertvolle Hinweise zur Erweiterung der eigenen Kompetenzen.

### Baustein 9 Skill-Training

Die effektive Bewältigung verschiedener Kommunikationssituationen setzt die Realisierung bestimmter Verhaltensfertigkeiten (Skills) voraus. Unter Skills versteht man eine aufeinander abgestimmte, gut organisierte und situationsgerechte Kombination einzelner Verhaltenskomponenten.

Selbstsicheres Verhalten äußert sich in Gesprächen und Diskussionen, in Vorträgen und Meinungsäußerungen. Neben den inhaltlichen Aspekten sind dabei besonders auch formale Vorgehensweisen entscheidend. So zeichnet sich ein sicherer Sprecher durch die Fähigkeiten aus, ein Gespräch zu beginnen, ein Gespräch aufrechtzuerhalten und ein Gespräch zu beenden. Dazu kommt das Vermögen, Gefühle angemessen zu äußern (z.B. Kritik zu formulieren, aber auch Komplimente zu machen und annehmen zu können).

Im Mittelpunkt dieses Bausteins steht die Einübung grundlegender Fähigkeiten zu den Bereichen **Verstehen** und **Sprechen**. Aber auch **nonverbale Verhaltensweisen** sollten optimiert werden. Sprechstimmlage, Dynamik, Melodie, Gestik,

Körperhaltung, Sprechtempo und Pausenverhalten beim Sprechen sollen gezielt und unterstützend eingesetzt werden. Tabelle 1 gibt eine Strukturierungshilfe zur Selbstbeurteilung einer freien Rede.

| **Verbales Verhalten** | |
|---|---|
| Struktur/Aufbau der Rede | Gliederung: klar erkenntlich? übersichtlich? verschiedene Sinnesmodalitäten angesprochen? |
| Wortwahl | Umgangssprache/Hochsprache? bildhaft? anschaulich? |
| Floskeln | z.B. irgendwie, eigentlich usw., störende Häufigkeit? |
| Kürze/Prägnanz | Satz- und Vortragslänge? Argumente kurz und präzise/ausufernd? |
| Verständlichkeit | einfach formuliert? Fremdwörter? Beispiele? |
| **Vokales Verhalten** | |
| Sprechtempo | Fülllaute, z.B. äh? Wechsel zwischen schnell und langsam? angemessen? |
| Lautstärke | Wechsel? angemessen? |
| Prosodie | monoton/lebhaft? Wechsel zwischen Modalitäten? |
| Artikulation | deutlich/undeutlich („genuschelt"), Laute verschluckt? |
| **Nonverbales Verhalten** | |
| Blickkontakt/Kontakt zum Publikum | Einbezug des Publikums, Ansprache/Fragen? Eingehen auf Reaktionen aus Publikum (Flexibilität) |
| Mimik/Gestik/Haltung | stimmig auf allen Kanälen? passend/zu wenig/ übertrieben? |
| **Medien** | |
| Einsatz von Medien | welche? angemessen? Wechsel? |
| Umgang mit Medien | Bedienung der Geräte? |

Tab. 1: Beurteilung rednerischen Verhaltens

**Baustein 10 In-vivo-Training**

In-vivo-Training ist eine verhaltenstherapeutische Standardmethode, bei der in einer Therapie erlerntes Verhalten auch unter realen Bedingungen in konkreten Lebenssituationen vom Betroffenen umgesetzt werden soll. In-vivo-Training bedeutet konkret, die Möglichkeiten zum **Üben im Alltag** zu nutzen und sich nicht von alten Vermeidungsstrategien (z.B.: sich lieber schriftlich als mündlich zu beschweren) beherrschen zu lassen, sondern all jene Situationen aufzusuchen, die sonst eher vermieden wurden. Dabei ist es wichtig, sich seine Ziele nicht zu hoch zu stecken, sondern den Schwierigkeitsgrad systematisch zu steigern. Am Anfang könnte es ein Ziel sein, sich so oft wie möglich an einem Gespräch in der Gruppe zu beteiligen, während später vielleicht ein freiwilliges Referat folgt. Neu erworbene Fertigkeiten sollten aktive Anwendung im Alltag finden, um sie zu festigen und zu automatisieren.

**Medikamente gegen Sprechangst?**

Bei einer medikamentösen Therapie der Angststörungen werden am häufigsten Beruhigungsmittel eingesetzt, deren Dosierung langsam gesteigert und ebenso stufenweise wieder vermindert wird. Bei einer Langzeitbehandlung besteht jedoch das Risiko einer Abhängigkeit. Am erfolgreichsten werden solche Präparate bei der Therapie von Panikstörungen eingesetzt. Aufgrund ihrer beruhigenden Wirkung werden bei der Behandlung von Angststörungen auch Antidepressiva verschrieben. Personen, die unter Sprechängsten leiden, werden häufig mit Betablockern behandelt, die dazu führen, dass psychische und körperliche Symptome nicht mehr so eng miteinander verbunden sind. Es können allerdings Nebenwirkungen, wie Kopfschmerzen, Hautallergien und depressive Verstimmungen, auftreten. Auch ist darauf zu achten, dass z.B. Konfrontationsübungen zur Überwindung des Vermeidungsverhaltens nicht unter dem Einfluss Angst lösender Medikamente durchgeführt werden: Der Betroffene soll erfahren, dass er auch ohne medikamentöse Unterstützung in der Lage ist, sich seiner Angst zu stellen und diese zu überwinden.

**Exkurs: Eine Studie zur Effektivität von Sprechangsttherapien**

Die oben beschriebenen zehn Therapiebausteine wurden in einer Studie evaluiert. [2] Das Training zum Abbau von Sprechängsten wurde dabei in Kleingruppen mit je acht Teilnehmern in fünf Sitzungen von ca. zweieinhalb Stunden Dauer in wöchentlichen Abständen und als Blockseminar erprobt. 52 Sprechängstliche (24 Männer und 28 Frauen) nahmen daran teil und wurden einer Kontrollbedingung (Wartegruppe) und einer Therapiebedingung zugeteilt. Die Messmittel waren u.a. standardisierte Fragebögen zu Sprechangst, allgemeiner Angstbereitschaft und

Sozialangst. Diese Fragebögen wurden den Teilnehmern sowie der Kontrollgruppe ein bis zwei Wochen vor dem Training (Prä), in der fünften Sitzung (Post I) und sechs Wochen nach dem Seminarende (Post II) vorgelegt. Die Daten wurden varianzanalytisch statistisch ausgewertet. Die Trainingsgruppe zeigte zu den Zeitpunkten Post I und II hoch signifikant ($p < 0.001$) geringere habituelle Sprechangstwerte (Abb. 8) als die Kontrollgruppe und ebenso signifikante Veränderungen ($F(1/20) = 34.8$, $p < 0.001$) im Vergleich der Zeitpunkte Prä-Post I und Prä-Post II ($t(13) = 5.09$, $p < 0.001$). [1]

Das Integrative Gruppen- und Einzeltraining (IGE) erwies sich als intern valide, es zeigte rasche und deutliche Effekte bei den Trainingsteilnehmern und acht Blockseminaristen in den Variablen habituelle Sprechangst, situationsbezogene Sprechangst, Kontaktangst, Nicht-nein-sagen-können und Schuldgefühle, die auch nach einer Kontrolluntersuchung sechs Wochen später und in einem Telefoninterview nach einem Jahr noch nachweisbar waren.

Durch das Training wird eine kognitive Umstrukturierung gefördert, die auch Auswirkungen auf den bevorzugten Bewältigungsstil einer Person zeitigt. Im Falle der Trainingsgruppen bewirkte die direkte Auseinandersetzung mit der Sprechangstproblematik eine Abnahme der Vermeidungsstrategien zugunsten des Aufbaus von Bewältigungsmustern der planvollen Informationssuche.

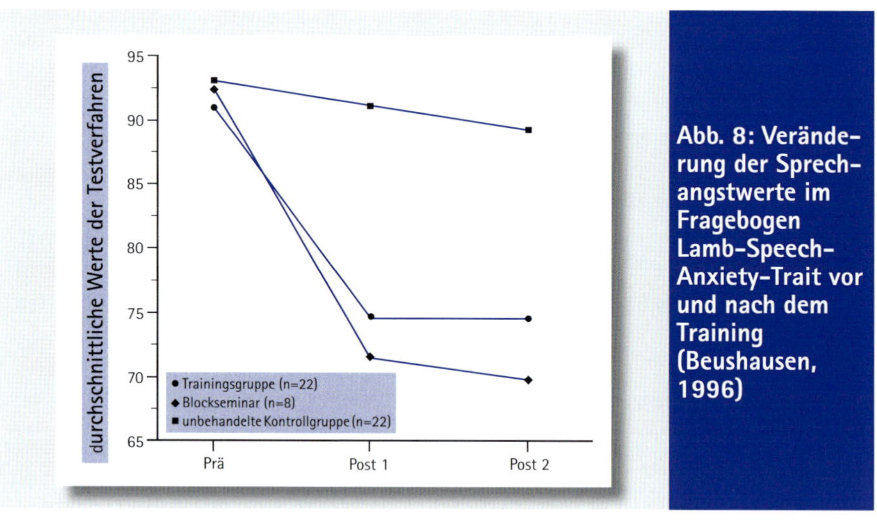


**Abb. 8: Veränderung der Sprechangstwerte im Fragebogen Lamb-Speech-Anxiety-Trait vor und nach dem Training (Beushausen, 1996)**

Abbildung 8 zeigt die Veränderung der Sprechangstwerte vor dem Training und bei den beiden Folgemessungen (Post I und II). Hohe Werte im Sprechangstbogen bedeuten eine hohe Sprechangst.

# Sprechangst und Kommunikationsstörungen

Die Anzahl der Sprechängstlichen nimmt in der sprachtherapeutischen Praxis beständig zu, in der Stotter-, Polter- und Stimmtherapie ist die Behandlung von Sprechängsten bereits fester Bestandteil sprachtherapeutischer Therapieverfahren. Zudem mehren sich in letzter Zeit Befunde, dass in der Symptomatik und Entstehung vieler Sprach-, Sprech- und Stimmstörungen Ängste eine nicht zu unterschätzende Rolle spielen, die im therapeutischen Prozess berücksichtigt werden müssen. Der Zusammenhang zwischen Angst auf der einen und Stimm-, Sprach- und Sprechstörungen auf der anderen Seite lässt sich folgendermaßen systematisieren [2]:

- **Ängste vor dem Sprechen allgemein**
  Als Ausdruck von allgemeiner Unsicherheit in Kommunikationssituationen können sich Sprechängste symptomatisch als Stimmstörungen, Artikulationsstörungen und Redeflussstörungen auswirken oder sie können im Rahmen solcher Störungen auftreten.
- **Ängste vor dem Sprechen in bestimmten Situationen**
  Besonders beim Stottern und im Rahmen von Stimmstörungen können als Begleitsymptom isolierte Situations- und Versagensängste auftreten.
- **Ängste als Affektreaktionen**
  Zu den Symptomen abnormer Erlebnisreaktionen, wie sie z.B. nach Schrecksituationen ausgelöst werden können, werden Sprachstörungen wie Mutismus und Stottern sowie psychogene Stimmstörungen gezählt.
- **Ängste als Zweckreaktionen**
  Aus belastenden Konflikten und Erlebnissen können Ängste als Zweckreaktion mit dem mehr oder weniger unbewusstem Wunsch nach Zuwendung oder Entlastung von Verantwortung entstehen. Als Symptome können hier u.a. Mutismus und Aphonien auftreten.
- **Ängste vor lebensbedrohenden Krankheiten**
  Besonders bei Stimmstörungen kann sich die Angst vor organischen Veränderungen, beispielsweise Karzinomen, symptomverstärkend auswirken.

## Sprechangst und Stimmstörungen

Generell unterscheidet man Stimmstörungen (sogenannte Dysphonien) nach ihrer Erscheinungsform in **organische** und **funktionelle** Stimmstörungen. Im Gegensatz zu organischen Störungen mit nachweisbaren Veränderungen der stimmgebenden

Organe – z.B. Stimmlippenknötchen, Polypen, Granulome oder bei Lähmungen der Stimmlippen – äußern sich funktionelle Stimmstörungen in einer Beeinträchtigung des Stimmklanges und/oder einer Einschränkung der stimmlichen Leistungsfähigkeit, oft verbunden mit lokalen Missempfindungen, ohne dass organische Veränderungen im Sinne eines Schadens im Bereich der an der Stimmbildung beteiligten Strukturen vorhanden sind. Bei den Störungsbildern der funktionellen Dysphonien unterscheidet man generell ein **„Zuviel"** (hyperfunktionelle Dysphonie) oder ein **„Zuwenig"** (hypofunktionelle Dysphonie) der muskulären Spannung in Kehlkopf und Ansatzrohr, des Anblasedruckes und des glottischen Widerstandes. Die Symptome funktioneller Dysphonien ähneln denen unter erhöhter Anspannung (Stress): Oft findet sich eine erhöhte Grundfrequenz, eine verringerte Tonhaltedauer, ein erhöhter Muskeltonus in der Kehlkopf- und Sprechmuskulatur sowie eine in den Brustraum verlagerte Atmung.
Sprechangst, unter deren Einfluss eben auch die Stimmung nicht „stimmig" ist, zeigt sich häufig zunächst am Kundgabe-Organ des Menschen, am stimmlichen Ausdruck. Es ist anzunehmen, dass Sprechängste nicht nur bei psychogenen Stimmstörungen, bei denen meist eine Diskrepanz zwischen organischem Befund und berichteten Symptomen besteht, eine Rolle spielen, sondern auch bei der Verursachung funktioneller Stimmstörungen nicht zu vernachlässigen sind.
Schließlich treten Sprechängste auch als Folge von Stimmstörungen auf. Wenn Berufssprecher wie ErzieherInnen oder LehrerInnen unter einer rauen, zu leisen Stimme leiden, die Stimme nicht mehr belastbar und der Arbeitsalltag nicht mehr zu bewältigen ist, können sich Sprechangst und Vermeidungsverhalten entwickeln.

## Sprechangst und Stottern

Sprechen ist ein hochkomplexer Vorgang, für den mehr als 100 Muskeln zeitlich genau koordiniert werden müssen. Dies erfordert ein präzises Zusammenspiel von Gehirn, Muskeln, Zunge, Lippen und Kehlkopf. Stottern ist eine Redeflussstörung. Betroffene wiederholen oder dehnen einzelne Wörter, Silben oder Laute (klonisches Stottern), oder ihre Äußerungen werden von regelrechten Blockaden unterbrochen (tonisches Stottern). Stärke und Ausmaß des Stotterns können sehr unterschiedlich sein. In vertrauter Umgebung, mit Familie und Freunden ist es oft weniger ausgeprägt als im Umgang mit Fremden. Die Angst, die Worte nicht schnell genug hervorzubringen und sich lächerlich zu machen, verstärkt das Stottern noch. Eine verkrampfte Muskulatur, unregelmäßige Atmung und ein rotes, verschwitztes Gesicht zeigen deutlich, welche Anstrengung nötig ist, manche Wörter auszusprechen. Viele Kinder haben zwischen dem dritten und fünften Lebensjahr eine

Phase, in der sie beim Sprechen ähnliche Symptome wie die des Stotterns zeigen. Davon rechtfertigen 5% die Diagnose „Stottern". 20% dieser Kinder behalten die Störung auch als Erwachsene. Die Zahl stotternder Erwachsener ist in den meisten Sprachen nahezu gleich und liegt bei etwa 1%. Fast 80% davon sind Männer.

Die Ursachen des Stotterns sind noch immer nicht genau geklärt. Heute diskutieren Forscher neben neurologischen vor allem auch genetische Faktoren. Man geht davon aus, dass eine genetische Disposition vorhanden ist, was aber nicht bedeutet, dass jemand, der diese Disposition hat, auch automatisch stottert. Oft ist es die Kombination mit anderen auslösenden Faktoren, die zum Stottern führt. Häufig haben die Betroffenen einen gewissen Leidensweg hinter sich. Hänseleien und Bemerkungen aus ihrem Umfeld haben dazu geführt, dass das Sprechen für sie mit Angst besetzt ist.

So kamen einige Forscher zu dem Schluss, dass Sprechangst eine Reaktion auf das gestörte Sprechen sein könnte, nicht aber dessen Ursache. Das Störungsbewusstsein scheint der Angelpunkt für alle anderen Verhaltensweisen zu sein, die mit dem Stottern zusammenhängen. Daraus entwickelt sich die Furcht vor bestimmten Lauten und Wörtern sowie eine Sprechsituations- und schließlich eine allgemeine Sprechangst.

Paralinguistische Symptome von Sprechangst, wie fehlender Blickkontakt, veränderte Atemfrequenz, gepresster Stimmklang, Versprecher und gefüllte Pausen („äh"), ähneln denen, die beim Stottern auftreten. Sprechangst wird deshalb manchmal als „inneres Stottern" bezeichnet.

Aus der Tatsache, dass jeder Mensch situativ unzulänglich spricht, lässt sich ein Kontinuum der Ausprägungsgrade bis hin zu kommunikativen Beeinträchtigungen ableiten (Abb. 9):

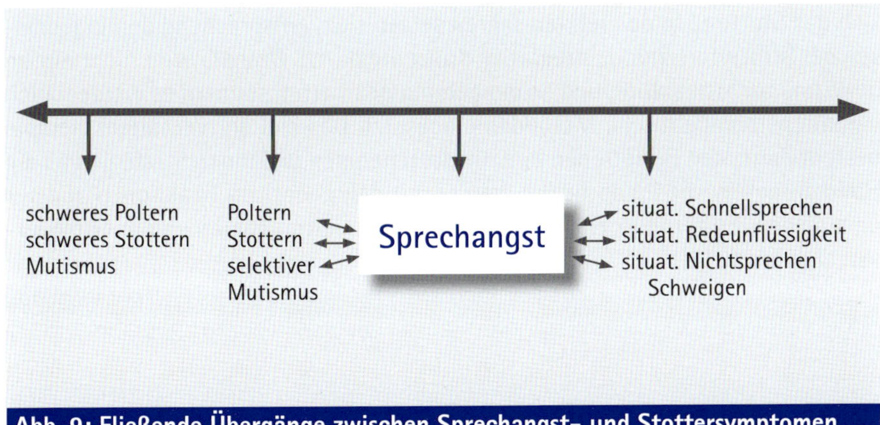


**Abb. 9: Fließende Übergänge zwischen Sprechangst- und Stottersymptomen**

Solchen Einteilungen liegt die theoretische Annahme zugrunde, dass sich Stottern aus normalen Sprechunflüssigkeiten heraus entwickele (sog. Kontinuitätsannahme). Sie setzt voraus, dass jeder Mensch bezüglich seiner Sprechunflüssigkeiten zwischen den Polen „Flüssigkeit" und „Unflüssigkeit" eingeordnet werden könne. Untersuchungen, die sich mit den Auswirkungen von Sprechangst auf den Sprechvorgang beschäftigten, berichteten über vermehrte Interjektionen, Wiederholungen und Versprecher sowie weniger Pausen. Im Gegensatz zu Stotternden liegt der Schwerpunkt der Wiederholungen jedoch nicht bei Silben, sondern bei Wörtern und Wortsequenzen. Deshalb muss zwischen der „Angst vor dem Stottern als dem Verlust der sprachlichen Selbstkontrolle" und der „Angst vor dem Sprechen als gefürchteter Publikumszurückweisung" unterschieden werden, hier besteht vermutlich kein einfacher linearer Zusammenhang zwischen Sprechunflüssigkeiten und Angst.

Zur Behandlung des Stotterns existieren die unterschiedlichsten Verfahren. Grob lassen sich Ansätze unterscheiden, die am Sprechen selbst, an der Sozialstörung und an der Fähigkeit zur Selbstkontrolle des Stotternden ansetzen. Es gibt zahlreiche Therapieansätze für stotternde Jugendliche und Erwachsene, die in unterschiedlichen Formen angeboten werden. Sie werden ambulant oder stationär, einzeln oder in der Gruppe, wöchentlich oder intensiv wochenweise bzw. an Wochenenden durchgeführt. Die Stottermodifikation (auch Nichtvermeidungsansatz genannt) hat das Ziel, besser auf das Auftreten von Stottern reagieren zu lernen. Anstatt zu vermeiden oder sich anzustrengen, werden Sprechtechniken bei den Wörtern eingesetzt, bei denen Stottern erwartet wird oder tatsächlich auftritt. Hierdurch kann das Stottern entweder verhindert oder kontrolliert und leichter gemacht werden. Voraussetzung hierfür ist, dass zunächst Ängste und negative Einstellungen gegenüber dem Stottern abgebaut werden. Bereits dadurch verringert sich das Stottern. In den letzten Jahren setzen sich, entsprechend den Ergebnissen der Stotterforschung, integrative Konzepte durch. Deshalb wird nicht nur an der Atmung, Artikulation und Stimmgebung gearbeitet, sondern es werden auch verhaltenstherapeutische Methoden eingesetzt. Das Ziel der Verhaltenstherapie besteht darin, den Betroffenen ihre Angst zu nehmen und ihnen Strategien an die Hand zu geben, die ihnen helfen, besser mit den negativen Reaktionen anderer umzugehen. Erfahrungsgemäß sind diese kombinierten Therapien am erfolgversprechendsten. [2]

# Sprechangst bei Kindern

▶ *Svenja geht in die vierte Klasse. Sie beteiligt sich selten am Unterricht. Wenn sie aufgerufen wird, wird sie rot und spricht nur zögerlich und verhaspelt sich oft. Sie spricht so leise, dass die anderen Kinder häufig gar nicht merken, dass sie etwas sagen möchte. Ihre schriftlichen Leistungen sind jedoch recht gut.*

Wenn man sich die Theorien über die möglichen Entstehungsmechanismen von Sprechangst ansieht (vgl. Kapitel: Ursachen), ist es nicht verwunderlich, dass auch Kinder unter Sprechängsten leiden. Immer wieder fallen Kinder in der Schule oder im Kindergarten durch unsicheres Verhalten und durch extreme Schüchternheit und Zurückgezogenheit auf, oder es fällt ihnen schwer, Kontakt zu ihren Mitschülern aufzunehmen. Sie trauen sich nicht, sich am Unterricht zu beteiligen und haben Schwierigkeiten im Umgang mit Lehrern. Solche sozialen Unsicherheiten sind keine Seltenheit bei Kindern. 10-15% der Grundschüler und 5-10% der älteren Schüler weisen bereits soziale Unsicherheiten auf. Es handelt sich dabei um geschlechtsunspezifische Auffälligkeiten, da keine Unterschiede in der Häufigkeit zwischen Jungen und Mädchen festzustellen sind. Festzuhalten ist jedoch, dass Ängste allgemein bei Mädchen häufiger anzutreffen sind als bei Jungen, was sich bereits im Vorschulalter entwickeln und manifestieren kann. Wie kann man nun sozial unsicheres Verhalten definieren? Ein einfacher Umkehrschluss trifft in gewissem Maße sicherlich zu: Kinder, die sozial gehemmt sind, verfügen über nur unzureichende soziale Fertigkeiten und haben Angst in sozialen Interaktionen. Sie haben in ihrer Entwicklung keine hinreichenden Erfahrungen mit positiven und negativen Ereignissen sozialer Interaktion gemacht, sodass sie sich in Konfliktsituationen überfordert fühlen und keine Reaktionsmechanismen für einen adäquaten Umgang damit ausgebildet haben. Da soziale Interaktionen in hohem Maße an Sprechen und Sprache gebunden sind, zeigt sich Unsicherheit bei Kindern häufig in Form von Sprechängsten. Der selbst berichtete Beginn einer Sprechangst liegt denn auch zu ca. 50% im Kindesalter. Um einem oft jahrelang etablierten Vermeidungsverhalten entgegenzuwirken, sind die frühzeitige Erkennung und Behandlung im Kindes- und Jugendalter – besonders im schulischen Kontext – unerlässlich.

## Was Eltern, Lehrer und Erzieher tun können

▶ *„Ich war immer ein guter Schüler, allerdings waren meine mündlichen Noten regelmäßig schlechter als meine schriftlichen, sodass insgesamt immer was Durchschnittliches rauskam. Eigentlich hätte ich mich öfter melden können, ich wusste einiges, aber im Kopf prüfte ich meine Antwort immer wieder, ob das auch stimmt, was ich sagen will, und ob ich es auch gut genug formulieren werde. Wenn andere dann schneller waren, war ich frustriert. Meine Lehrer hielten mich nicht für sprechängstlich, aber wohl für arrogant. Bei der Besprechung der mündlichen Noten sagte mein Deutschlehrer einmal zu mir: „Na, du willst wohl keine Perlen vor die Säue werfen und sagst deshalb nichts." Ich war völlig perplex, wie er mich so falsch einschätzen konnte." Schülerin, 17 Jahre*

„Ruft mich der Lehrer auf?", „Muss ich an die Tafel?" – Nicht wenige Schülerinnen und Schüler beunruhigen solche Fragen. Für viele gehört es zum Wesen der Schule, abgefragt zu werden, ohne zu wissen, ob sie es heute trifft. Immer wieder erzählen Schüler von der Angst, im Unterricht plötzlich aufgerufen, ausgefragt oder abgefragt zu werden. Sie fürchten sich vor der für manche qualvollen Situation, an die Tafel gehen und vorrechnen zu müssen. [17]

### Aufmerksam sein für Sprechängste

Eltern, Erzieher und Lehrer sollten sich darüber bewusst sein, dass das Elternhaus, die Kindertagesstätte und die Schule vielfältige Situationen bieten, in denen Kinder Sprechangst empfinden könnten: Im kindlichen Alltag sind dies generell die Situationen, in denen das Kind seine Rechte einfordert, Bitten ablehnt („Nein-Sagen"), argumentieren und sich verbal durchsetzen muss oder Kritik äußern oder annehmen soll. Speziell für die Schule kommen noch weitere spezifische Situationen hinzu:

- Vorlesen
- Gedichte aufsagen
- Sich freiwillig melden und etwas sagen
- Antworten bei der Wissensabfrage
- Antworten auf Informationsfragen
- Referate halten
- Präsentationen von Gruppen- und Projektergebnissen

Je nach Leistungscharakter dieser Situationen (z.B. wird bewertet oder nicht) kann das Kind diese Sprechsituationen als Bedrohung einschätzen oder als Herausforderung, der es gerne nachkommt.

Übergeordnete Situationen, d.h. nicht an Sprache gebundene Situationen, die aber auch mit Ängsten verbunden sein können, sind:

- Vorsingen
- Vorturnen im Sportunterricht
- An der Tafel vorrechnen/vorschreiben
- Vor der Gruppe etwas vormachen

Wichtig für Eltern, Lehrer und Erzieher ist es deshalb, die Symptome von Sprechangst zu erkennen und die Kinder genau zu beobachten. Hilfreich kann dabei auch die Auseinandersetzung mit der Sprecherfahrung der eigenen Kindheit sein. Hierzu einige Fragen als Erinnerungshilfe:

- Wie ging es mir als Kind beim Sprechen?
- Welche Ängste und Freuden erlebte ich im Unterricht?
- Wurde ich mit dem, was mich bedrückte, ernst genommen?
- War es für mich angenehm, wenn ich aufgerufen wurde?
- Wie war es, wenn ich vor der Klasse stand und nichts wusste?
- Wie erlebte ich es, wenn sich schwächere Schüler blamierten?
- Wie reagierten meine Eltern, wenn ich über Schulsituationen berichtete, die mir Angst machten?

**Feedbackverhalten überprüfen**

Mit Angst können Schüler nicht gut lernen – die Gefahrensituation überdeckt den Lernvorgang. Frederic Vester führte einen Test mit mehreren Schülergruppen verschiedener Klassen durch. Dabei wurde ein gut durchgearbeiteter Lernstoff einige Wochen später abgefragt. In der einen Schülergruppe fragte der Lehrer in einer freundlichen, ermutigenden Weise. In lockerer Atmosphäre und mit klarer Problemstellung forderte er die Schüler auf, ihre Kenntnisse zu zeigen. In der anderen Schülergruppe lief die Wissenskontrolle in einer einschüchternden Atmosphäre ab. Die Schüler wurden unpersönlich und unwirsch behandelt; der Lehrer drückte aus, dass er nicht viel von der Klasse hielt. Die Wirkung dieser unterschiedlichen Behandlung beim Abfragen des Lernstoffes war deutlich: Bei der Schülergruppe, die in einem Klima ohne Angst und Druck befragt wurde, wussten 91% die richtige Antwort. In der Schülergruppe, die unter Angst und Abwertung nachdenken musste, waren es nur 50%, die zutreffend antworteten. [19]
Da Sprechängste häufig in solchen Bewertungssituationen entstehen, sollte unseren Rückmeldungen zu kindlichen Äußerungen größte Aufmerksamkeit geschenkt werden. Unsere Reaktionen werden von den Kindern als Bewertung wahrgenommen.

Wir müssen uns daher fragen, wie wir reagieren, wenn Kinder mit uns sprechen. Lassen wir sie ausreden? Ermutigen wir sie zur Formulierung ihrer Gedanken oder zum Fragenstellen? Und wie gehen wir damit um, wenn Kinder Fehler machen, z.B. eine falsche Antwort auf unsere Fragen geben? Was tun wir, wenn ein Kind etwas nicht kann, nicht weiter weiß, beim Gedichtaufsagen stecken bleibt oder holprig vorliest? Die Überprüfung unseres Feedbackverhaltens führt meist zu der Erkenntnis, dass es sprechfördernde und sprechhemmende Rückmeldungen auf kindliche Mitteilungen gibt.

### Sprechfördernde Rückmeldungen

- Blickkontakt
- Anerkennung des Gesagten: bejahen (z.B.: zustimmend nicken, Bestätigungen: „mm-mm", „Ja", „guter Gedanke" etc.)
- Inhaltliche Ausdifferenzierung des Gesagten durch Nachfrage und Ergänzung
- Ausgangsfrage noch einmal konkretisieren

### Sprechhemmende Rückmeldungen

- Undifferenzierte Bewertungen (falsch-richtig)
- Schweigen
- Jemand anderem die gleiche Frage stellen
- Lachen, lächerlich machen
- Ironie, Zynismus, Sarkasmus

### Feedbackregeln als Klassenregeln

Ebenso wie in vielen Schulen der Umgang mit Konflikten und Streit in Form von Regeln des Umgangs miteinander thematisiert und mit den Schülern erarbeitet wird, sollte dies auch mit Kommunikationsregeln geschehen. Z.B. kann zu der Frage: „Wie gehen wir in unserer Klasse mit Fehlern um?" (falsche Antwort, stecken bleiben, schlecht vorlesen) eine Liste mit Kommunikationsregeln zusammen mit den Schülern erarbeitet werden. Das können Regeln sein wie:

- „Den anderen ausreden lassen!"
- „Wer nicht fragt, bleibt dumm!" / „Es gibt keine dummen Fragen!"
- „Auslachen verboten!"
- „Helfen statt hänseln!"
- „Aus Fehlern lernen!" usw.

**Kommunikationsdruck vermeiden**

Lehrerinnen und Lehrer könnten in den Kindern viel Lern-Energie freisetzen, wenn sich die Schüler sicher wären: „Ich werde nur dann aufgerufen, wenn ich mich zu Wort melde. Meine Lehrerin stellt mich nie bloß." Dazu müssten die LehrerInnen erkennen, wie sie – oft ungewollt – Schüler in Schrecken versetzen. Bei schüchternen Kindern ist es allerdings dramatischer als bei selbstbewussten. [17] Der Pädagoge Kurt Singer schreibt dazu auf seiner Homepage:

▸ *„Wie wäre das für Sie, wenn Sie während einer Veranstaltung plötzlich aufgerufen würden? Wenn Sie den bedrohlichen Finger auf sich gerichtet fühlten, womöglich mit einem befremdlichen Satz wie: „Wiederholen Sie, was ich gesagt habe!" Besonders unangenehm ist es in einer Situation, in der Sie gerade etwas anderes gedacht, oder mit Ihrer Nachbarin geredet haben. Das erleben Schüler als besonders unfair, aufgerufen zu werden, wenn sie gerade „schwätzen" oder „träumen" oder nicht aufmerksam sind: in Situationen also, in denen offensichtlich ist, dass sie nicht antworten können. Da wäre es anständiger, den Jugendlichen erst einmal „herzuholen", statt ihn bloß zu stellen. Die Erwachsenen sollten sich vorstellen, wie es für sie wäre, wenn sie auf einem Elternabend „aufgerufen", in einer Versammlung ausgefragt, während einer Sitzung, in der Bürgerversammlung oder in einer Runde mit Bekannten abgefragt würden. Wahrscheinlich bezeichneten sie einen so autoritär „aufrufenden" Versammlungsleiter als taktlos." Aus: Kurt Singer, www.prof-kurt-singer.de*

Es ist die Angst, blamiert zu werden, die das plötzliche Aufrufen so spannungsreich macht. Durch einen reflektierten Umgang mit ängstlichen Kindern können solche Befürchtungen jedoch wieder systematisch abgebaut werden. Aus der Verhaltenstherapie stammt eine sehr wirksame Methode zum Abbau von Sprechängsten, die Arbeit mit sogenannten **Situationshierarchien**. Hierbei geht man davon aus, dass die Angst verlernt wird, wenn man sich in entspanntem Zustand der Angst erzeugenden Situation schrittweise und dosiert in der Vorstellung – aber auch im Alltag selbst – aussetzt. Und umgekehrt: Wenn Sprechverhalten schrittweise, nach dem Prinzip vom Einfachen zum Schwierigen, erlernt werden kann, entstehen erst gar keine Ängste. Die empfohlene Dosierungshilfe ist dabei die Angsthierarchie, bei der ängstigende Situationen nach der Stärke der zu erwartenden Angst geordnet werden. Die Grundlage dieses Trainings ist das Prinzip der kleinen Schritte, des systematischen Übens von Sprechsituationen und des langsamen sich daran Gewöhnens. Dieses Prinzip lässt sich besonders gut auf das Erlernen mündlicher Kommunikation in der Schule übertragen. Kinder können damit langsam an Sprechsituationen unterschiedlichen Schwierigkeitsgrades herangeführt werden. Solche Situationshierarchien können sehr unterschiedlich aussehen. Vor Prüfungen, Referaten oder Präsentationen empfiehlt sich eine Hierarchie der zeitlichen Nähe. Das wichtige Ereignis wird dabei in zeitliche Einzelschritte von der Vorbereitung bis zur Durchführung selbst untergliedert. Dabei lassen sich auch Dinge, die eventuell misslingen könnten, einbauen und so Reaktionsvarianten trainieren. Eine andere Möglichkeit der Angsthierarchie ist die, innerhalb einer Klasse eine Abfolge von Situationen zu erstellen. Wenn einem Kind hauptsächlich die mündliche Beteiligung im Unterricht Probleme bereitet, wäre z.B. zur Erzielung freiwilliger Reaktionen auf Fragen folgende Hierarchie hilfreich:

- Geschlossene Fragen beantworten (Ja/Nein-Antworten)
- Alternativfragen beantworten (zwei Antwortmöglichkeiten werden vorgegeben)
- Offene Fragen beantworten

Gedichte, Verse oder Liedtexte auswendig zu lernen, gehört zum Kindergarten- und Schulalltag. Die Merkfähigkeit wird ebenso geschult wie das Empfinden für Metrum und Reim. Mancher Lehrer möchte nun überprüfen, ob die Kinder das Gedicht auch gelernt haben, ob sie schon über eine angemessene Betonung verfügen und das Gedicht entsprechend stimmlich interpretieren.
Was liegt da näher, als die Kinder das Gedicht reihum aufsagen zu lassen? Wenn Lehrerinnen und Lehrer ihre Schüler genau beobachten, werden ihnen mögliche sprechängstliche Kinder sicher auffallen. Sie zeigen die auf S.13ff besprochenen Symptome und melden sich selten freiwillig oder als Erste. Um diesen Kindern das Aufsagen zu erleichtern, kann eine Situationshierarchie eingesetzt und entsprechend für das betroffene Kind variiert werden, oder alle Kinder können sich von der leichtesten zur schwierigsten Situation vorarbeiten oder selbst auswählen, welche Form des Aufsagens für sie die beste ist:
Situationshierarchie „Gedicht aufsagen":

- Gedicht aufsagen, stehend vor der ganzen Klasse
- Gedicht aufsagen, auf dem eigenen Platz sitzend, vor der ganzen Gruppe
- Gedicht aufsagen in der Kleingruppe
- Gedicht aufsagen nur vor der Lehrerin

Es können aber auch ganz verschiedene Sprechsituationen, die Kindern Angst machen, in eine Reihenfolge gebracht werden, beispielsweise indem die Kinder Noten von eins bis zehn vergeben: eine Zehn für die stärkste Angst, eine Eins für das geringste Angstempfinden. Um die ängstigende Wirkung einer Situation zu erfragen, kann man auch mit einer Kinderfragebogenskala (Abb. 10) arbeiten.

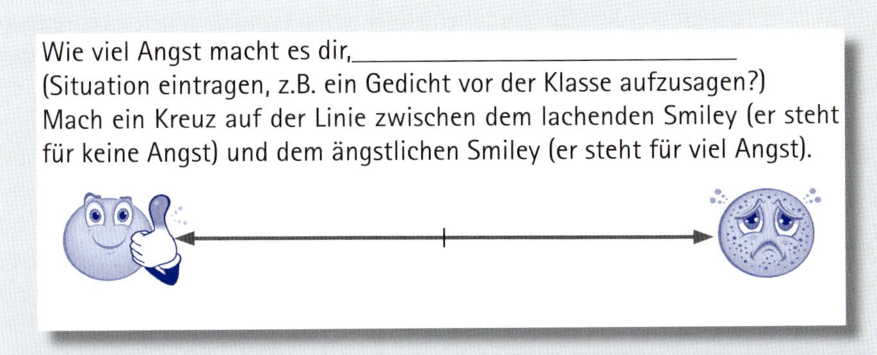
Wie viel Angst macht es dir, ______________________
(Situation eintragen, z.B. ein Gedicht vor der Klasse aufzusagen?)
Mach ein Kreuz auf der Linie zwischen dem lachenden Smiley (er steht für keine Angst) und dem ängstlichen Smiley (er steht für viel Angst).

**Abb. 10: Beispiel für einen Kinderfragebogen**

Und nicht zuletzt ist es für Kinder hilfreich und Angst abbauend, die Bewertungsmaßstäbe zu kennen und deren Kategorien spielerisch zu erproben: Was ist ein „gut" vorgetragenes Gedicht? Wie betont man richtig und sinngemäß? Was ist überhaupt Betonung? Wie laut muss ich vor einer Gruppe sprechen, damit mich alle hören?

Erst wenn diese Dinge zunächst ohne eine Bewertung mit den Kindern erarbeitet wurden, werden Kinder nicht überfordert. Sprechängste betreffen immer wieder einzelne Schüler, die durch ein solch präventives und sensitives Vorgehen schon vorhandene Ängste abbauen können, und es hilft generell zu verhindern, dass Sprechängste entstehen.

### Notenungerechtigkeit vermeiden

Immer dann, wenn ein Kind in den schriftlichen Schulnoten weitaus besser abschneidet als in den mündlichen, sollten Lehrerinnen und Lehrer die Möglichkeit in Erwägung ziehen, dass das Kind unter Sprechängsten leiden könnte. Diese Kinder fühlen sich in einem Dilemma: Einerseits leiden sie unter ihren Ängsten, die sie daran hindern, ihr Wissen auch mündlich zu zeigen, andererseits wird ihr zurückhaltendes Verhalten mit einer schlechteren mündlichen Note belegt, manchmal sogar auf Kosten der Gesamtnote in einem Fach. Die Lösung dieses Problems erfordert von den Lehrenden viel Fingerspitzengefühl, denn manchmal sind die betroffenen Kinder nicht einmal in einem Vieraugengespräch in der Lage, über ihre Ängste zu sprechen. Trotzdem ist ein Gespräch mit dem Kind unerlässlich, um Unterstützungsmöglichkeiten für das Kind herauszufinden. Manchen Kindern hilft es, wenn sie vom Lehrenden häufiger gezielt nach ihrer Meinung gefragt werden, andere brauchen die Sicherheit, wirklich nur dann dranzukommen, wenn sie auch etwas wissen. Dies kann nur in einer individuellen Absprache zwischen Lehrendem und Kind festgelegt werden. Die Vorgaben zur Notengebung lassen den Lehrenden erfreulicherweise Spielräume in der Auswahl konkreter Aufgabenstellungen zur Notenfindung. Wie jede andere Leistungsbeurteilung ist die Leistungsbenotung in der Schule eine verantwortungsvolle Tätigkeit, die bedeutsame Folgen haben kann; sie unterliegt daher detaillierten rechtlichen Vorschriften. In Deutschland erfolgt die Leistungsbeurteilung in einem Fach auf dem Durchschnitt der gewerteten Leistungen, zu einem großen Teil auch der mündlichen Leistung. Mündliche Mitarbeit ist jedoch sehr viel mehr als die Häufigkeit des Meldens oder die Redebeiträge eines Kindes im Unterricht. Meistens ist es so, dass z.B. das Anfertigen der Hausaufgaben, das Ausfüllen von Arbeitsblättern im Unterricht, die Arbeit in Kleingruppen oder Partnerarbeit und viele andere Unterrichtsaktivitäten in die mündliche Note einfließen sollen. Vorgeschrieben sind nur „mündliche Leistungsnachweise". Wie Lehrer diese fordern, liegt in ihrer pädagogischen Verantwortung: Sie können Unterrichtsbeiträge vorbereiten lassen, Kurzreferate ermöglichen, spezielle Kenntnisse bewerten, freiwillige Leistungen einbeziehen, Berichte über häusliche Arbeiten entgegennehmen – z.B. aus Quellen wie dem Internet eigene Erfahrungsberichte erstellen lassen. Es gibt LehrerInnen, die vereinbaren mit den Schülern eine bestimmte Reihenfolge, in der die einzelnen Kinder aufgefordert werden, ihr Wissen mündlich zu zeigen. Andere bauen ausschließlich auf die freiwillige Wortmeldung der Jugendlichen. Dieser Spielraum sollte bei sprechängstlichen Kindern unbedingt ausgenutzt werden, um eine Notenungerechtigkeit zu vermeiden.

**Kommunikation fördern**

Sprechen, miteinander reden, sich mitteilen sind wichtige Fertigkeitsbereiche, die sich im Elternhaus und während der Kindergarten- und Schulzeit entwickeln. Kinder müssen diese Fertigkeiten – das „Wie" der Kommunikation – Stück für Stück erlernen und brauchen deshalb unsere Unterstützung.

Die Fertigkeiten umfassen Techniken des Zuhörens, des Informierens, des Überzeugens und des Lenkens. Zum kommunikativen Handwerkszeug der Schule gehören dann zusätzliche Techniken zum:

- Erzählen von Geschichten
- Halten von Referaten
- Vorlesen/Vortragen
- Präsentieren von Projektergebnissen

Dazu benötigen Schüler Strukturen der Gliederung sowie praktische Erfahrungen in Vortragstechnik und der Anwendung verbaler, nonverbaler und vokaler Ausdrucksmittel. Ein kommunikativ ausgerichteter Unterricht kann sich an folgender Hierarchie orientieren:

**Stufen der Kommunikationsförderung**

- Nachdenken über Kommunikation/Bewusstmachen von Kommunikationsstrategien
- Übungen zur Förderung des freien Sprechens und Erzählens
- Miteinander reden/ Gesprächsführung
- Überzeugend Argumentieren
- Vortrag/Referat/Präsentation
- Kommunikations- und Interaktionsspiele

Wünschenswert wären natürlich ein eigenes Schulfach zur mündlichen Kommunikation, zumindest aber zusätzliche Angebote in Rhetorik und Kommunikation in Gymnasien und Hochschulen. Aber auch im Fremdsprachenunterricht sollten die Themen Sprechen/Sprechangst einen festen Raum finden. Amerikanische Universitäten bieten seit Jahren obligatorisch Beratungsangebote und Seminare gegen Sprechangst an.
Nachfolgend werden deshalb einige Spiele zur Kommunikationsförderung beschrieben, die sowohl im Deutsch- als auch im Fremdsprachenunterricht eingesetzt werden können.

## Spiele zur Kommunikationsförderung in Kita und Schule

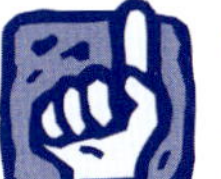

### Wer macht was?

*Ziel*: Den Kindern sollen die eigene mündliche Mitarbeit im Unterricht und die jeweiligen Kommunikationsstrategien bewusst werden. Sie sollen sich selbst beurteilen lernen (z.B. indem sie die Häufigkeit ihrer Meldungen in der Stunde einschätzen). Anschließend sammeln sie eigene Kommunikationsstrategien und die, die sie an anderen beobachtet haben. Danach sollten die Vor- und Nachteile der Strategien besprochen und gemeinsam eine Sammlung erstellt werden, die gut sichtbar anzubringen ist. Wirksame Strategien für sprechängstliche Kinder könnten z.B. die Selbstinstruktionen: „Ich melde mich, sooft ich etwas weiß!", „Ich stelle Fragen!" sein.

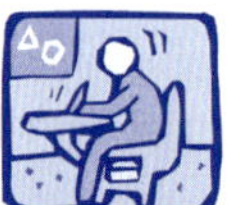

### Mix-Max

*Ziel*: Die Kinder sollen wichtige Gesprächsregeln aus vorgegebenen Puzzleteilen zusammensetzen. Sie sollen im Rahmen ihrer kombinatorischen Arbeit ihre Regelkenntnisse auffrischen und ihr Regelbewusstsein vertiefen. *Durchführung*: Die Kinder erhalten ein Arbeitsblatt mit kreuz und quer angeordneten Regelfragmenten. Diese können z.B. aus folgenden Sätzen bestehen: „Ich spreche in ganzen Sätzen. Ich beobachte meine Mitschüler, während ich spreche (Blickkontakt). Ich spreche laut und deutlich. Ich lasse andere ausreden. Ich bleibe beim Thema." In Einzel- oder Partnerarbeit werden diese Fragmente so kombiniert, dass sich sinnvolle Gesprächsregeln ergeben. Zusätzlich kann im Plenum mit wenigen Worten die Wichtigkeit der jeweiligen Regel erklärt werden.

### Drunter und drüber

*Ziel*: Die Kinder sollen hemmendes und förderndes Kommunikationsverhalten kennenlernen. *Durchführung*: In Kleingruppen berichtet jeweils ein Schüler über ein Hobby oder ein Erlebnis. Die anderen Gruppenmitglieder sollen beim Zuhören zunächst ein hemmendes Kommunikationsverhalten zeigen (wegschauen, flüstern, aus dem Fenster sehen, in der Tasche kramen etc.), anschließend ein förderndes Verhalten (Blickkontakt, interessiert vorbeugen, zustimmend nicken). Der Schüler in der Sprecherrolle soll seine Beobachtungen beschreiben. Wie ist es, wenn das Gegenüber plötzlich nicht mehr zuhört? Wie ist es, wenn alle aufmerksam sind? Danach werden die Gefühle, die bei einer gestörten und gelungenen Kommunikation entstehen, thematisiert.

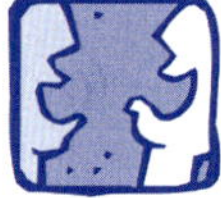

### Sicher Reden

*Ziel*: Die Kinder sollen sich etwaige Sprechhemmungen und -ängste bewusst machen und darüber mit den Mitschülern in ein offenes Gespräch eintreten. Sie sollen auf diese Weise die „Angst vor der Angst" abbauen, sich gegenseitig Mut machen und Tipps geben. *Durchführung*: Die Übung beginnt mit einer Blitzlichtrunde, bei der die Kinder im Kreis sitzen und sich nach einer kurzen Besinnungspause zum Thema „Ich fürchte mich, vor der Klasse zu sprechen, wenn ..." äußern. Hierbei sollten möglichst alle Kinder zu Wort kommen. Im Anschluss daran wird auf der Metaebene darüber gesprochen, ob und inwieweit es bei der Blitzlichtrunde Beklemmungen oder Ängste gegeben hat und woran das vielleicht gelegen haben mag. Auch von Lehrerseite können Beobachtungen mitgeteilt und Erfahrungen eingebracht werden. Diese Blitzlichtrunde kann auch schriftlich durchgeführt werden. Die Kinder schreiben ihre Antworten auf Moderationskarten, die dann gemeinsam an eine Pinnwand geheftet und nach Situationen sortiert werden. Danach werden in einer zweiten Runde mittels Losverfahren mehrere Arbeitsgruppen gebildet, die Tipps zur Überwindung der Sprechangst zusammentragen. Diese sollten in einfachen Sätzen abgefasst werden. Jede Gruppe notiert einige Tipps auf separaten Pappstreifen, die anschließend im Plenum vorgestellt werden. Ergänzende Anregungen können von Lehrerseite kommen. Die wichtigsten Tipps werden auf ein größeres Wandplakat geheftet, das für einige Zeit im Klassenraum hängen bleibt.

**Fishbowl**

*Ziel*: Die Kinder sollen anhand eines exemplarisch inszenierten Innenkreisgesprächs zu einem bestimmten Thema ihr Regelbewusstsein vertiefen. Sie sollen den Gesprächsverlauf beobachten, das Gesprächsverhalten der einzelnen Diskutanten gezielt unter die Lupe nehmen und anschließend mittels eines Beobachtungsbogens (zu Beteiligung, Sachbezogenheit, Verständlichkeit, Kompromissbereitschaft etc.) bilanzieren. *Durchführung*: Z.B. sitzen fünf diskussionsbereite Kinder als Gruppe in der Mitte des Klassenraums, ähnlich wie in einem Aquarium (Fishbowl), während um sie herum alle anderen Kinder der Klasse sitzen, um das Diskussionsgeschehen als Beobachter zu verfolgen. Die Fishbowl-Gruppe diskutiert nun ca. 15 Minuten über ein kontroverses Thema. Die zuhörenden Kinder haben währenddessen die Aufgabe, je einen der Diskutanten unter Berücksichtigung der Kriterien des Beobachtungsbogens genauer zu beobachten. Am Ende der Diskussion setzen sich Diskutanten und Beobachter zu einer kurzen Auswertung zusammen. Dann äußern sich zunächst die Beobachtergruppen zu ihrer jeweiligen Bezugsperson. Abschließend kommen die Diskutanten mit ihren Anmerkungen und Erfahrungen zu Wort.

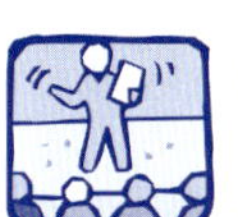

**Messe des Wissens**

*Ziel*: Die Kinder sollen zu bestimmten Spezialgebieten, auf denen sie relativ gut Bescheid wissen, die Mitschüler informieren. Sie sollen ihre Kenntnisse/Erfahrungen weitervermitteln, ohne Angst haben zu müssen, dass andere alles besser wissen. Durch diesen „Expertenstatus" sollen sie in ihrem Selbstvertrauen bestärkt, zum Reden ermutigt und zur Klärung des jeweiligen Sachverhalts veranlasst werden. *Durchführung*: Vor Beginn der Messe muss jeder Schüler ein Spezialthema vorbereiten, über das er andere Schüler informieren will. Das Thema sollte sich in wenigen Minuten vorstellen lassen (Haustiere, bedeutende Persönlichkeiten, technische Erfindungen, Sport- und Freizeitaktivitäten). Die Kinder bereiten sich zu Hause auf ihr Spezialthema vor. Die Messe selbst sieht so aus, dass sich je 4-5 Kinder mit unterschiedlichen Themen/Medien zu einem „Stehkreis" zusammenfinden, d.h., sie stellen sich in Kleingruppen entlang der Außenwand des Klassenraumes auf, um ggf. das eine oder andere vorzustellende Medium mit Tesakrepp an der Wand befestigen zu können. Sie informieren sich wechselseitig zu ihren Spezialgebieten und beantworten etwaige Rückfragen. Ist die Runde abgeschlossen, so können die Gruppen neu gemischt werden, und eine weitere Info-Runde beginnt. Gleichzeitig kann bei diesen Runden das aktive Zuhören geübt werden.

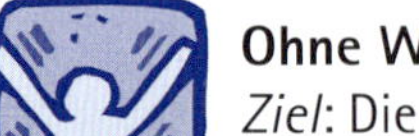

**Ohne Worte**

*Ziel*: Die Kinder sollen nonverbale Kommunikationsmittel wie z.B. das Weitergeben von Informationen durch Blickkontakt, Körper- oder Zeichensprache kennenlernen. *Durchführung*: Die Kinder haben die Aufgabe, einen Partner nur mit den Augen anzusprechen oder ein gemeinsames Bild herzustellen, ohne miteinander zu sprechen. Anschließend schreiben sie die Möglichkeiten auf, „was Augen alles sagen können". Nach der Mimik kann dies auch mit Gestik und Körperhaltung geübt werden.

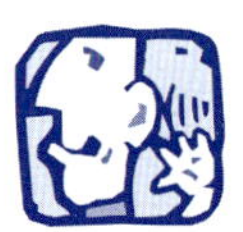

**Ich hör Dir zu**

*Ziel*: Die Kinder sollen lernen, genau zuzuhören. *Durchführung*: Je zwei Kinder tun sich zusammen, eines erhält – für das andere unsichtbar – eine Zeichnung mit einfachen grafischen Elementen. Das zweite Kind soll nun nur auf Anweisung des anderen Kindes das Bild nachzeichnen.

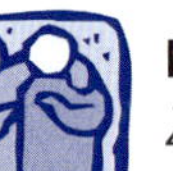

**Erzähl mir was**

*Ziel*: Die Kinder sollen lernen, frei zu sprechen. *Durchführung*: Mit einem Partner in einer kleinen Gruppe und vor der ganzen Klasse wird erzählt. Als Erzählanlass dienen zum Beispiel Bilder oder Gegenstände, zu denen die Kinder ihre Assoziationen äußern sollen. Es können Interviews geführt und kleine Geschichten erzählt werden. Anschließend sollen die Kinder überlegen, was ihnen beim freien Sprechen geholfen hat. Dabei kam zum Beispiel herauskommen, „dass niemand ausgelacht wurde" oder „dass ich mit einem Freund reden konnte".

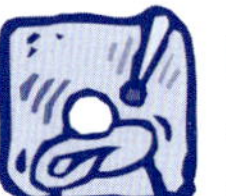

**Ich hab recht – Nein, ich!**

*Ziel*: Die Kinder sollen lernen, miteinander zu reden. *Durchführung*: In angeleiteten Situationen sollten die Kinder ins Gespräch kommen, um auch hier wieder eigene Regeln für eine gelungene Kommunikation zu finden. Dabei kann es durchaus bei einigen Themen zu hitzigen Diskussionen kommen. Die Kinder stehen zum Beispiel, angeleitet durch eine Fantasiereise in einem Heißluftballon, vor der Entscheidung, welches Kind seinen mitgenommenen Ballast „aus dem Ballon werfen" muss, damit dieser über den Berg kommt. Jedes Kind versucht, Argumente zu finden, warum gerade sein Gegenstand in dem Ballon bleiben muss. Im Anschluss an diese Gruppengespräche sollten die Kinder auch ihre Stimmung während dieser Gesprächssituation darstellen. Diese „Stimmungsbarometer" können sehr unterschiedlich ausfallen.

# Wo finde ich eine Therapeutin oder einen Therapeuten?

## Sprachtherapie

In den Gelben Seiten unter „Logopädie" oder „Sprachtherapie" oder bei den Berufsverbänden der sprachtherapeutischen Berufsgruppen (siehe Internetadressen). Auch Ihr Arzt kann Ihnen TherapeutInnen nennen. Eine besondere Gruppe von Ärzten, die Phoniater, haben sich auf die Diagnostik von Sprach-, Sprech-, Stimm- und Hörstörungen spezialisiert, aber auch Kinderärzte oder HNO-Ärzte können eine Verordnung für logopädische Diagnostik und Therapie ausschreiben. In Deutschland und Österreich übernehmen die gesetzlichen und privaten Krankenkassen die Kosten einer Therapie, in der Schweiz die Sozialversicherungsträger. Sie können auch auf eigene Kosten eine Beratung in einer sprachtherapeutischen Praxis in Anspruch nehmen.

## Stottern

In Deutschland behandeln vor allem LogopädInnen und SprachheilpädagogInnen stotternde Menschen. Jedoch sind nicht alle auf Stottern spezialisiert. Fragen Sie nach der Qualifikation der/des Therapeutin/en oder erkundigen Sie sich bei Krankenkassen oder bei der Bundesvereinigung Stotterer-Selbsthilfe e.V., die ein bundesweites Therapeutenverzeichnis führt.
Vielen stotternden Menschen und Eltern hat der Austausch mit anderen Betroffenen in einer Selbsthilfegruppe oder bei einem Seminar der Stotterer-Selbsthilfe geholfen. Hier kann man Informationen über Therapien erhalten und Hilfe und Verständnis von Menschen bekommen, die ähnliche Erfahrungen gemacht haben.

## Psychotherapeuten

In den Gelben Seiten finden Sie unter „Kinder- und Jugendpsychiatrie" oder „Psychotherapie" geeignete TherapeutInnen, die in der Regel den verschiedenen psychotherapeutischen Schulen zuzuordnen sind. Eine davon ist die Verhaltenstherapie, der viele Techniken in diesem Ratgeber entstammen. Speziell ausgebildete VerhaltenstherapeutInnen finden Sie auch auf der Homepage der deutschen Gesellschaft für Verhaltenstherapie (DGfV, siehe Internetadressen).

# Literatur

## Quellenangaben


[1] Beushausen, U. (2004): Sicher und Frei Reden. München
[2] Beushausen, U. (1996): Sprechangst. Erklärungsmodelle und Therapieformen. Beiträge zur psychologischen Forschung. Wiesbaden
[3] Daly, J.A.; Stafford, L. (1984): Correlates and consequences of social-communicative anxiety. In: J.A. Daly; J.C. McCrosky (Eds.): Avoiding communication. Beverly Hills, 125-144
[4] Ellis, A. (1977): Die rational-emotive Therapie. München
[5] Grohnfeldt, M. (2007): Lexikon der Sprachtherapie. Stuttgart
[6] Haubl, R.; Spitznagel, A. (1983): Diagnostik sozialer Beziehungen. In: K.J. Groffmann; L. Michel (Hrsg.): Enzyklopädie der Psychologie: Verhaltensdiagnostik, Bd. 4. Göttingen
[7] Horwitz, B. (2002): Communication apprehension. Origins and management. Albany (N.Y.)
[8] Jacobson, E. (1938): Progressive relaxation. Chicago
[9] Kagan, J.; Snidman, N. (1991): Temperamental factors in human development. American Psychologist, 46, 856-62
[10] Kriz, J. (2007): Grundkonzepte der Psychotherapie. Weinheim
[11] Krohne, H.W.; Schuhmacher, A.; Egloff, B. (1992): Das Angstbewältigungsinventar (ABI). Mainzer Hefte zur Persönlichkeitsforschung 41
[12] Meichenbaum, D. (1985): Stress inoculation training. New York
[13] Phillips, G.M. (1985): Rhetoritherapy. The Principles of rhetoric in training shy people in speech effectiveness. In: W.H. Jones; J.M. Clerk; St.R. Briggs (Eds.): Shyness. Perspectives on research and treatment. New York
[14] Pollard, C.A.; Henderson, J.G. (1988): Four types of social phobia in a community sample. Journal of nervous and mental disease, 176, 440-445
[15] Rossi, A.M.; Seiler, W.J. (1990): The comparative effectiveness of systematic desentization and an integrative approach in treating public speaking anxiety: A literature review and a preliminary investigation. Imagination, Cognition & Personality, 9, 49-66
[16] Rose, Y.J.; Tryon, W.W. (1979): Judgments of assertive behavior as a function of speech loudness, latency, content, gestures, inflection, and sex. Behavior Modification, 3, 112-123
[17] Singer, K. (2000): Wenn Schule krank macht. Wie macht sie gesund und lernbereit? Weinheim
[18] Stopa, L.; Clark, D. (1993): Cognitive process in social phobia. Behaviour Research and Therapy, 31, 267-295
[19] Vester, F. (1975): Denken, lernen, Vergessen. Was geht in unserem Kopf vor, wie lernt das Gehirn, und warum lässt es uns im Stich? München
[20] Zimbardo, P.G. (1977): Shyness. Addison-Wesley, Reading
[21] Zimbardo, P.G.; Ebbesen, E.B.; Maslach, C. (1977): Influencing Attitudes and chanching behavior. Addison-Wesley, Reading


## Zum Weiterlesen


- Beushausen, U. (2004): Sicher und Frei Reden. Ernst Reinhardt: München
  (*Ein Selbst-Trainingsprogramm zum Abbau von Sprechängsten für Erwachsene)*

## Für Eltern/Erzieher/Pädagogen

- Singer, K. (2000): Wenn Schule krank macht. Wie macht sie gesund und lernbereit? Beltz: Weinheim
  *(Kritisches und Konstruktives zum Thema Angst und Schule)*

## Materialsammlungen für Kommunikationstraining

- Behme, H.; König, M. (1992): Miteinander reden lernen. Sprechspiele im Unterricht. Iudicium-Verlag: München
  *(123 Sprechspiele umfassen Wortwahl-, Einzelsatz- und Mehrsatz-Redetextbeispiele unterschiedlicher Schwierigkeitsgrade. Jeweils beigefügt sind Spielvarianten)*
- Cech-Wenning, S.; Spanjardt, E. (2005): So präsentiere ich meine Arbeitsergebnisse. Verlag an der Ruhr: Mühlheim a.d. Ruhr
  *(Altersempfehlung: 8-9 Jahre. Gut geschriebene Anleitung für Kinder)*
- Dreke, M.; Lind, W. (1989): Wechselspiel. Sprechanlässe für die PartnerInnenarbeit im kommunikativen Deutschunterricht. Arbeitsblätter für AnfängerInnen und Fortgeschrittene. Langenscheidt: Berlin
  *(ca. 70 Sprechsituationen als Dialogübung, alltagsgerecht und vielfältig einsetzbar)*
- Portmann, R. (2008): Die 50 besten Spiele fürs Selbstbewusstsein. Don Bosco Verlag: München
  *(Diese Auswahl aus den bewährten Spielebüchern von Rosemarie Portmann hilft, sich selbst besser zu verstehen und die eigenen Stärken gezielt einzusetzen. Für Gruppen!)*
- Enders, W.; Bernhard, E.; Kuhn, V. (2008): Präsentation und freies Sprechen in der Grundschule: Methoden-Magazin - Unterrichtsmaterialien mit Kopiervorlagen. Beltz: Weinheim
  *(Unterrichtsideen und Materialien für ein gezieltes Einüben von Präsentationstechniken bei SchülerInnen, aber auch Tipps zur Verbesserung des eigenen Unterrichts. Methodenlernen beginnt in der Grundschule)*
- Jäger-Gutjahr, I. (2008): Schritt für Schritt zum Präsentieren: Klasse 3-4. Aol im Persen Verlag: Buxtehude
  *(Präsentieren lernen in 12 Schritten für Grundschulkinder. Hervorragend)*
- Klippert, H.; Kähne, H. (2007): Kommunikations-Training. Übungsbausteine für den Unterricht. Beltz: Weinheim
  *(100 erprobte Kommunikationsarrangements: Eine Fundgrube für alle Lehrkräfte, die die Kommunikationsfähigkeit ihrer Schüler fördern wollen)*
- Prange, L. (2007): 44 Sprechspiele für Deutsch als Fremdsprache. Hueber: Ismaning
  *(Die Spielesammlung enthält Kartenspiele, Einigungsspiele, Kombinationsspiele [mit Auflösungen], Verhandlungsspiele, Würfelspiele, Dialogspiele)*
- Rooyackers, P.: (1999): Spiele zur Förderung von Kommunikation und Ausdruck. Don Bosco Verlag: München
  *(Inhalt: Miteinander in Kontakt treten, Selbst- und Fremdwahrnehmung trainieren, die eigene Position finden und darstellen, teamorientierte Aufgaben lösen, kreativ, spontan und sicher mit neuen Herausforderungen umgehen)*
- Rooyackers, P.; Lohfert, W. (1999): Kommunikative Spiele für Deutsch als Fremdsprache. Spielpläne und Materialien für die Grundstufe. Don Bosco Verlag: München
  *(Die Sammlung enthält 62 Karten-, Quiz-, Rollen-, Handlungs- und Geschichtenspiele mit kopierbaren Karten, Zeichnungen und Texten für die Grundstufe)*
- Trautmann, H.; Trautmann, T. (2003): 50 Unterrichtsspiele für Kommunikation und Kooperation: für die Grundschule. Auer-Verlag: Donauwörth
  *(Ein Buch mit vielen Spielanregungen von A bis Z, die leicht im Unterricht einsetzbar sind. Jedes Spiel ist mit einem didaktischen Kommentar versehen, der das Lernziel des Spiels prägnant vorstellt. Ebenso gibt es zu jedem Spiel übersichtliche Spielanleitungen)*

## Bilderbücher für Kinder, die Mut machen

- Aliki (1984): Gefühle sind wie Farben. Beltz und Gelberg: Weinheim
- Nöstlinger, C. (1995): Anna und die Wut. Dachs: Wien
- Kreul, H. (1998): Das kann ich! Von Mut und Selbstvertrauen. Loewe: Bindlach
- Kreul, H. (1996): Ich und meine Gefühle. Loewe: Bindlach
- Wensell, P. U. (1997): Hab'keine Angst, kleiner Moritz. Ravensburger: Ravensburg
- Braun, G.; Wolters, D. (1991). Das große und das kleine Nein. Verlag an der Ruhr: Mühlheim
- Langen, A.; Sönnichsen, I. (2000): Die kleine Motzkuh. Coppenrath: Münster
- Geisler, D.; Frey, J. (1996): Streiten gehört dazu, auch wenn man sich lieb hat. Ravensburger: Ravensburg
- Hoffmann, L. (2001): Das kleine Buch der Gefühle. Schulz-Kirchner: Idstein
- Kalwitzki, S. (2002): Du schaffst das schon! Mutgeschichten. Loewe: Bindlach
- Pfister, M. (2001): Der Regenbogenfisch hat keine Angst mehr. Nord-Süd-Verlag: Hamburg
- Tibo, G.: Maxi der Schüchterne. Nord-Süd-Verlag: Hamburg

## Internetquellen

**Sprachtherapie**

- Praxis Dr. Ulla Beushausen, Logopädie und Kommunikation
  http://www.sicher-reden.de
- Deutscher Bundesverband für Logopädie e.V.
  http://www. dbl-ev.de
- Deutscher Bundesverband der akademischen Sprachtherapeuten
  http://www.dbs-ev.de
- Logopädie Austria
  http://www.logopaedieaustria.at
- Verband der LogopädInnen für Oberösterreich
  http://www.logopaedie-ooe.at/
- Bundesvereinigung Stottererselbsthilfe e.V.
  http://www.bvss.de

**Psychotherapie**

- Psychotherapie Informationsdienst
  http://www.psychotherapiesuche.de
- Kinder- und Jugendpsychiatrie
  http://www.kinderpsychiater.org/
- Deutsche Gesellschaft für Verhaltenstherapie e.V.
  http://www.dgvt.de